遺族外来

――大切な人を失っても

埼玉医科大学国際医療センター
精神腫瘍科教授
大西秀樹

河出書房新社

はじめに

愛する人の死。人生をともにした人はいなくなり、もう会うことはできない。楽しかった日々は戻ってこない。辛くて心が張り裂けそうになる。思い切って周囲に死別の辛さを打ち明けても、「あなたががんばらないとだめ」、「なんで病気に気がつかなかったの」と言われ逆に気持ちが辛くなる。どうしたらよいのだろう。

このように多くの遺族が悩んでいます。

死別は人生最大のストレスです。周囲との関係性も変わります。そのため遺族の心や身体には様々な影響が生じます。しかしながら、遺族に対する社会の支援は、病院も含め十分ではありません。

この現状に対し、私の勤務する埼玉医科大学国際医療センターでは平成一九年の開院と同時に遺族を対象とした『遺族外来』を設置し現在に至っています。そこでは死別の悲しみだけでなく、死別の辛さで発症したうつ病、自殺未遂などの精神医学的な問題、周囲の心ない言動などに悩む遺族の姿があったので、精神医学、心理学の知識と経験を生かし治療とケアに取り組んできました。その結果、愛する人のいない世界へ適応しながら人生を送っている遺族もいます。また、周囲から素晴らしい援助を受けたことが、新しい人生を踏み出すきっかけになった遺族もいます。

遺族外来に通う方々の診察を通じて確信したことがあります。私たち人間には新しい世界に適応する力が内在しているのです。本書に出てくる方々の生きる姿を通して、それを感じてもらえれば幸いです。

また、遺族の援助に悩む人も多いと思います。よりよい援助のためには遺族ケアに関する正しい知識と技術、そして遺族に対して真摯に向かい合う気持ちが必要です。これらが揃えば、素晴らしいアイデアが出てくると思います。この本には遺族援助が上手くできた例も多数含まれています。少しでもお役に立てば幸いです。

目次

3 遺族とのかかわり

4　新しい生活への適応

遺族外来

——大切な人を失っても

1 死別

父との死別

父との死別についてお話ししたいと思います。

父、慶一は昭和五年、愛媛県川之江市（現・四国中央市）で生まれました。幼少時から勉強が好きだったようです。地元の高校卒業後、愛媛大学工学部に進学し、大学卒業まで松山で過ごしました。専攻は電気工学。卒業後は大阪で一般企業に就職し、技術者・研究者としての道を歩んでいます。松山での大学生活は楽しかったようで、同級生とのつきあいは卒業後も続いていました。性格は真面目、几帳面。口数は少ないのですが、実行力のある人でした。

六三歳で退職。父に「いつ退職するの？」と尋ねたら、「先月してるよ」と言われびっくりした記憶があります。退職後は周囲に迷惑をかけずに生活したいと希望し、母とともに自立した穏やかな引退生活を送っていました。また、援助を惜しまない人でもありました。私の子どもが風邪をひいて保育園に行けない時は留守番を買って出てくれたものです。

しかし、六四歳の時に胃の不調を感じ、検査を行ったところスキルス胃がんと判明します。診断時、がんは胃全体に広がっており余命六か月との診断。しかし、〝とりあえずつなぐだけ〟と言われた手術と化学療法が効いたのか、奇跡的にその後六年半、再発なく経過します。

父がスキルス胃がんと診断された時、病状から死が近いと覚悟したのですが、二年、三年と時がたつにつれ父が亡くなるという意識は自分の中から遠のいていました。

平成一三年一〇月二三日。

午前一一時頃、病院で診察していると電話交換手さんから「大西先生。京都から外線です」との連絡。京都に知り合いなどいないのに誰かなと思うと、父の大学時代の友人でした。電話口の声はやや切羽詰まった感じです。彼が言うには、同窓会での京都旅行中に慶一さんが倒れた。自宅に電話をかけたがつながらない。息子さんが横浜で精神科の医者をやっているはずとの情報があったので様々なところに連絡してみた。あなたは、大西慶一さんの息子さんかと尋ねてきます。

父が京都で倒れたようです。自分が息子だと答えたところ、今度は医師が電話口に出てきました。彼は私が医者かと確認し、「それなら話は早い。心筋梗塞で倒れて意識がない。呼吸状態も悪いので助かる見込みはほとんどないと思う」と短い説明を受けました。

重大なことが起きたようです。医師には直ちに向かうと返事をして電話を切りました。慌ただしく準備をして病院を出発。しかし、病院を出てすぐに携帯電話が鳴ります。父の死を告げる電話でした。また、父は病院到着時に心肺停止状態つまり突然死に近い状態だったことから、事件性のないことを確認するため遺体を京都の太秦(うずまさ)警察署(現・右京警察署)に移して検視を受けることになったようです。

「奇跡が終わった……」

スキルス胃がんが六年半再発しなかった奇跡は、心筋梗塞という全く別の形で終わりを告げました。

しかし、悲しみに浸る間はありません。遺体と面会するため京都まで行かなければならないのに、母に連絡がつかないままです。何回か電話をかけるとやっとつながります。

「ああ、お母さん」

「どうしたの?」

「親父なんだけど、京都で倒れて死んだみたい。京都まで行かないと」

「え……」

電話口の向こうで母が絶句しているのが分かりました。

「とりあえず、家に戻るから京都に行く支度しといてね」とだけ言って電話を切りました。

今から思えば、会ってから話せばよかったと反省しています。しかし、父が倒れた電話を受けてから慌ただしい時を過ごしていたので、落ち着いて話す余裕がありませんでした。電車とタクシーを乗り継いで小一時間で実家に到着。玄関に出てきた母は呆然としていましたが、お寺と葬儀社には連絡してくれたようです。母を連れて実家を出発し、新幹線で京都へ向かいます。新幹線の中でも父の勤めていた会社、友人、私の勤め先などへの連絡に追われたのですが、そんな中、友人からの「身体を大事にしてね」との一言はとてもありがたいものでした。二一時過ぎ、京都の太秦警察署に到着。署では父の友人数人が私たちの到着を待っていました。彼らも、父が倒れてから亡くなるまでの一部始終を見ているわけですからショックは大きいはずです。しかし、彼らは辛さを表に出さず、「皆様がいらしたので、私たちはこれから愛媛に戻ります。お先に失礼します」と言って愛媛に戻ってゆきました。素晴らしい人たちでした。楽しいはずの同窓会が暗転してしまい、本当に申し訳ないことをしたと思っています。

父の友人を送り出した後、霊安室で父と対面しました。表情は穏やかで眠っているようでした。母は信じられないといった様子で父を眺めています。慰める言葉もありません。

遺体としばらく対面した後、担当の警察官に別室へ案内され、倒れてから亡くなるまでの経緯と今後やるべきことの説明を受けます。内容は急死のため事件性がないことを確認する必要があること、採血を行うので同意が必要なこと、検案書（警察で検視を受けた時は検案書が死亡診断書の代わりになります）は翌日できるので、指定した場所へ受け取りに行ってほしいとのことでした。説明は丁寧で、父親の急死で精神的に動揺し、慌ただしい一日を送ってきた私たちにも分かりやすいものでした。同意書にサインをしました。とりあえず今日やることはすべてやりました。あとはホテルに戻りひたすら眠りました。

翌朝、父の検案を担当した先生の診療所へ行きました。検案書を受け取るのは初めてで勝手が分からず少々不安でしたが、担当の先生も優しい方で、私たちの労をねぎらってくれたので不安感が一気に和らいだことを記憶しています。

父の遺体を神奈川まで運ぶ準備が整いました。霊柩車は家族の同乗が一般的ですが、京都から神奈川までの遠距離移送であること、父自身が周囲に迷惑をかける生き方はしたくないと常々話していたことから、移送は葬儀社の方々にお任せして、自分たちは新幹線で移動することにしました。

父との死別はスキルス胃がんからの奇跡的な生還後に生じた、心筋梗塞による急死です。辛い出来事でしたが、遺族ケアの専門家として多くのことを学ぶことになりました。

まず、心筋梗塞の発病を聞いてから死亡宣告までが数時間だったため、気持ちが動揺したままの状態で家族へ死を伝え、遺体を引き取るために京都まで移動し、その間に友人、職場、葬儀社、お寺への連絡を行う必要がありました。死別の知らせを受けると、私のように専門家でも動揺し、判断力も落ちます。ショックを受けたままの状態で、様々な手続きを行うのは負担が大きいので、せめて数か所に連絡すればすべてに連絡がいきわたるようなシステムができれば負担が減るのではないでしょうか。

また、亡くなる場所としては病院や自宅を考えますが、旅行先や外出先で亡くなることもあります。突然死の場合は死因の究明のため、遺体は一時的に警察へ運ばれることもあります。多くはないと思いますが、このような死の形態があることも知っておいたほうがよいでしょう。

死別は辛い出来事でしたが、慌ただしい中でも、友人、警察署、監察医の先生など周囲の温かい一言で不安や辛い気持ちが和らぐことも経験しました。改めて社会的な援助の必要性を感じています。また目の前での友人の急死という大変な経験をしたにもかかわらず、私たちの到着を夜遅くまでじっと待ち、優しい声をかけてくれた、父の大学時代の友人の方々。その姿には人間の崇高さを見たような気がします。私の一生の宝物となりました。

この原稿を書いている今日は偶然にも父親の誕生日。生きていれば八三歳。どんな人生を送っていたでしょうか。

この原稿を見せることができないのが残念です。

なぜ、遺族のケアが必要なのか

私たちの人生は楽しいことばかりではありません。人間関係、仕事、家庭内の問題などで辛いことも多くあります。むしろ、辛いことのほうが多いのではないでしょうか。これらは、私たちの心にストレスとなって降りかかってきます。ですから、日常生活はストレスの連続と言っても過言ではありません。

しかし、多くの場合ストレスに直面しても、いつの間にか解決しています。なぜなら、私たちは、これまでの人生で培ってきた経験を生かし、様々な工夫をして対応しているからです。ただ、問題がやや大きい場合には対応に時間がかかったり、なかなか解決が得られなかったりすることもあります。この場合、ストレスは心と身体に影響を及ぼし、落ち込み、不安などの精神症状、不眠、食欲低下などの身体症状が生じます。

愛する人の死に直面した場合はどうでしょうか。

先日、奥様を亡くした作家の城山三郎さんの本『そうか、もう君はいないのか』（新潮文庫）を読んでいると、娘さんが奥様亡き後の城山さんを描写しており、そこには以下のように書かれていました。

それからは、父の日常から赤ワインが手放せなくなった。眠れず、食べられぬ日々。大げさなようだが、赤ワインのみで命を繫ぎとめていたような状態。血のみならず肉体すべてが赤く染まりそうなほどに。（中略）家族も本人さえも想像つかぬほどの心の穴。（中略）母が突然倒れて入院してからというもの、父は帰るどころか、よほどのことがない限り寄りつかなくなってしまった自宅。（p142-143）

国立がんセンター（現・国立がん研究センター）名誉総長である垣添忠生先生が、がんで亡くなられた奥様との関係を綴った『妻を看取る日』（新潮文庫）には、「医者の不養生と言われても仕方がない。妻を亡くした私の支えになったのは酒だった。」（p138）、「陰滅滅とした酒はよくないとわかっていても、やめられなかった。毎晩、一人で相当な量を飲んだ。肝臓を壊さなかったのが不思議なくらいである。」（p139）と酒に頼らざるを得なかった日々のことが記されています。

お二人とも日本を代表する作家、がん治療医で、多くの人の心の奥底に迫り、また、生と死に対する経験も豊富なオピニオンリーダーですが、死別後は一時的にせよアルコールに頼る生活にならざるを得なかったようです。しかし、これは二人の気持ちが弱いためではありません。死別という現象がいかに辛いものかを示しているのです。

私の外来でも同様で、多くの遺族が「死別がこんなに辛いものとは思わなかった」と話しています。

なぜかというと、日常生活でのストレスを測定した調査によると、死別は日常生活で最も大きなストレスの一つなのです。ですから、死別後に心と身体に大きな問題が起きても不思議ではありません。

では、死別が心と身体に及ぼす影響を少し勉強してみたいと思います。

心に対する影響ですが、死別後はうつ病になりやすいことが知られています。うつ病という病気は通常、人口の三〜七パーセントにみられますが、遺族では死別後七か月目で二三パーセント、一三か月目でも一五パーセントに認められます。また、死別経験は高齢者におけるうつ病発症の最大要因であることが知られています。私の外来でも、精神的に安定していた患者さんがうつ病を発症し、その原因を探ってゆくと親しい人との死別を経験していたということが少なからずありました。

うつ病という病気はとても苦しいもので、死別後にうつ病を発症すると、死別の苦しみに、うつ病の苦しみが重なるので二重の苦しみを抱えることになってしまいます。

また、死別後には自殺率も上がることが知られています。気象キャスターの倉嶋厚さんはその著書『やまない雨はない』（文春文庫）の中で奥様を胆管細胞がんで亡くされてから自殺を決行（未遂）するまでに至った経過を詳細に記載しています。倉嶋さんも、うつ病について「うつ病というのは甚だ苦しい」（前掲書、p162）とその辛さを表現されています。

身体に対する影響ですが、五五歳以上の男性で配偶者を失うと、配偶者のいる人に比べて死別後半年間で死亡率が四〇パーセント近く上昇し、死因の三分の二は心疾患であることが判明しています。その後の調査でも同様の結果が出ており、特に男性死亡率の高いことが特徴です。また、すでにかかっている病気の悪化なども指摘されています。身体の不調を訴える人も多いのですが、必ずしも医療機関の受診につながっているとは限りません。

行動面ではアルコール、タバコ消費量の増えることが知られています。これらは、慢性疾患の誘因となります。

死別という現象は、私たちの人生の中で最も辛い体験の一つであり、それにより生じるストレスがあまりにも大きいため、心身に様々な影響が及んでしまうことが分かりました。

こう考えると遺族に対して何らかの援助の手を差し伸べないほうがおかしいぐらいに思え

ます。しかし、私たちの国で愛する人を失った人が十分なケアを受けていると言えるでしょうか。また、死別が辛くて援助を求めた人がケアを受ける体制が整っているでしょうか。残念ながら、まだ十分とは言えないレベルだと思います。その原因として、私たち個人および社会が死別という現象に対する知識と対応策を十分に持ち合わせていないことが大きいと考えています。学校生活を通して死別の辛さを学ぶ機会は少ないですし、社会人になってもそれは同じです。

ですから、私たちは、死別が遺族にとってどれほど辛い体験であるか、そして、その辛さがどれほど心身を蝕(むしば)んでしまうのかを今一度学び、その上で愛する人を失った人に対するケアを考える必要があるのだと思っています。

私たちは困った人を助けたい、他人の役に立ちたいと思っていますし、社会もそうなることが進歩と言えるでしょう。個人レベルで死別に関する知識と対応策を持ち、社会もケアの体制を整えれば、私たちはもっと他人に優しくなれるでしょうし、私たちの社会も優しいものとなるでしょう。

2

死別に伴う心と身体

特急電車

「あなた、何してるの！」

いきなり腕をつかまれ、ふと我に返る。いつの間にか駅のホームの端に立っていた。その直後、特急電車が轟音をあげて通り過ぎる。

手を握ったのは見ず知らずの女性。「大丈夫ですか」心配そうに自分を見つめている。手を握られたまま駅のベンチに引き戻され、しばし呆然と時を過ごす。

西山千鶴子さん（六三歳、仮名）。元来真面目な性格で、家族のために一生懸命尽くす人です。家庭では穏やかな日々を過ごしていました。

ところが、遠方に住んでいる母親が末期の胃がんで残された命が短いという知らせを受けました。西山さんは自分にできることは何かと考え、泊まり込みで看病することを決心します。久しぶりに会った母親はかなり衰弱していましたが、西山さんの献身的な看病をとても喜んでくれたようです。しかし、彼女の懸命な看病にもかかわらず病状は進行し、看病を始めてから一か月後、お母様は亡くなってしまいました。お母様の死は、西山さんの心に深い悲しみを残しましたが、悲しみに浸る間もなく通夜、葬儀、告別式を行い、実家の整理をしてから自宅へ戻ります。看病、母の死、葬儀、実家の整理と休む間もなく働いた西山さんです。自宅に戻る時は疲労困憊でした。

ところが、自宅に戻ってからも疲労感が抜けません。疲れがとれないばかりか身体が動かなくなり、そのうち眠ることもできなくなってしまいました。何をしても楽しくなく、家事も苦痛になってしまいます。毎日の食事に何を作ればよいか分からなくなり、食欲もなくなってしまいました。でも、彼女は家族のために働かねばならないと考え、辛い身体と心に鞭打って朝から晩まで働きました。むなしく、辛い毎日が続きます。とにかく苦しい。そのうち、こんなに苦しいなら、いっそ死んでしまったほうがよいと思うようになっていました。

ある日、用事で電車に乗ることになり駅に向かいます。辛い気持ちのままホームに立って電車を待っていたところ、遠くに特急電車が見えました。その時、彼女は「これで楽になれる」、「母のところに行ける」という思いがよぎり、その後は無意識のうちにフラフラとホームの端に近づいてしまいます。

その瞬間、見ず知らずの女性が西山さんの腕をつかみ、現実に引き戻したのでした。

自分の力ではどうすることもできず、ご主人と娘さんの世話をする以外は、家で横たわる毎日が続いていました。

数日後、もう何もする気力は残されていませんでしたが何気なくパラパラと新聞をめくっていると、『遺族外来』の文字が目に入ります。「これしかない」。新聞記事を切り取り、病院に電話をかけ外来を予約し受診。

遺族外来に訪れた西山さんは、とても辛そうです。暗く沈んだ声で、母親が亡くなってから受診に至るまでの経過を力なく語っていました。

診察の結果、死別の悲しみはありますが、そのほかに意欲の低下、集中力低下、希死念慮、睡眠障害、全身倦怠感などが認められたので、うつ病と診断しました。母親の死後に発症していることから、死別のストレスがうつ病発症に関連していることは明らかです。

西山さんに対し、今の辛さは死別のほかにうつ病が影響していること、死別後のうつ病は薬物療法が有効なので、抗うつ薬の服用が必要なことを説明し、自殺しないように約束してもらいました。彼女も自分の症状がうつ病だったと分かって安心したようです。そして、抗うつ薬を処方して経過をみたところ、うつ病の症状は徐々に改善し、数か月の経過でほぼ元の精神状態に戻っています。

うつ病がよくなった後、本人にうつ病の時の気持ちを尋ねてみました。彼女は「とても苦しくてどうしてよいか分からなかった。死にたいわけではなかったが、この苦しみから逃れるには死ぬしかないと思った」、「苦しいが、どうしてよいのか分からない」、このことがとても辛かったと語っていました。本当に辛かったと思います。

死別後には、うつ病の発症率が高くなることが知られています。一般的にうつ病は人口の三～七パーセントに認められる病気ですが、死別経験者では、死別後一三か月目で一六パーセントと高い割合になっています。また、高齢者においては、死別がうつ病発症の最大の危険因子でもあります。

西山さんの症状をみると分かるように、うつ病というのは、気分が滅入るだけでなく、筆舌に尽くしがたい苦しみを伴う病気で、時には苦しみから逃れるために自殺願望が出たり、実際に自殺企図におよぶこともあります。ただ、死別が原因で発症したうつ病は薬物療法が有効です。ですから、早期に発見して治療することが欠かせないのです。

しかしながら、死別の悲しみや沈んだ気分とうつ病の抑うつ症状は似ています。そのため、死別後にうつ病を発症しても、周囲から「家族が亡くなったのだから、気分が沈んだり、悲しくなるのは当然」とみなされ、うつ病と気づかれないままになっていることがしばしば認められます。また、自分自身でも苦しみがうつ病によるものだと分からずに苦しんでいることも多いのです。

ただ、詳しく話を聴くと死別の悲しみと違って、うつ病による悲しみは抑うつ気分、意欲低下、睡眠障害、食欲低下、自殺願望など様々な精神・身体症状を伴っているので区別が可能です。

ですから、遺族が悲しみに暮れている時、周囲にいる人はそれが死別による反応なのか、うつ病に由来する症状なのか区別しなければなりません。そして、うつ病ではないかと感じたら精神科や心療内科の受診を勧めてください。

遺族ケアでは患者さんの話を聴くことが大切です。しかし、聴くだけでは十分ではありません。遺族がうつ病になっていないか見極める力を持つことが大切な要素でもあります。

大往生

愛する人との死別は遺族の心に大きな傷を残します。悲しみに沈む遺族の姿は痛々しいので、周囲にいる人たちは何とか慰めたいと考え、言葉をかけます。葬儀などで一般的にみられる光景です。しかし、遺族のためを思う〝善意の言葉かけ〟が逆効果になることもあります。

高橋夕子さん（六〇歳、仮名）が遺族外来を受診。半年前にお母様（八七歳）を胃がんで亡くしています。

高橋さんは深い悲しみに包まれていましたが、お母様が生きていたころの姿と死別後のことを少しずつ話してくださいました。

お母様は、社会でも家庭でも堅実に働くことが美徳という考えの持ち主で、現役時代は一生懸命働き、忙しい生活を送りながらも子育てで手を抜くことはなく、とても優しいお母様だったそうです。教育にも熱心で学校で学ぶことの大切さを教えてもらったとのことでした。優しさは高橋さんが結婚し実家を離れてからも変わることはなかったそうです。高橋さんは家庭に入ってからも母の教えを忠実に守り、夫、子どもに尽くす生活を続けていました。

そんなお母様でしたが、八〇代も半ばを過ぎたころより食欲が低下し、体調もすぐれない日が続いたので検査を受けたところ胃がんが見つかります。がんはすでに進行しており、手術のできる状態ではありませんでした。抗がん剤治療が行われましたが、胃がんは徐々に進行し、お母様はだんだんとやせ衰えてゆきます。

ある日、高橋さんは医師に呼ばれました。そこで、お母様に残された日々がそう長くはないと説明を受けます。それを知った彼女は、最期の日々を母と一緒に過ごそうと決心し、病院に泊まり込んで看病を行うことにしました。

看病を始めると、目の前で衰弱してゆく母を見るのはとても辛いものがあったそうですが、今までの母に対する感謝の念と恩返しの気持ちから懸命の看病を続けました。しかし、その努力もむなしく病状は進行し、看病を始めてから一か月後、お母様はこの世を去ります。最愛の母の死で高橋さんの心は深い悲しみに包まれてしまいました。

お母様が亡くなった後は悲しみに浸る間もなく病院を後にし、通夜の準備、弔問客の応対、告別式と慌ただしい時が続きます。

すべての葬儀が終わった後、高橋さんは心も身体も疲れ果てていましたが、最後の力をふり絞って参列者を見送ります。そんな中、数人の出席者が高橋さんにこう話しかけてきたそうです。

「お母さん、大往生でしたね」

その言葉をかけられた時、高橋さんはとても違和感を持ったそうです。

大往生？

どうして大往生なんて言えるの？

私の母は死んだのに。

私は母が亡くなってこんなに辛いのに。

大往生なんかではない。

弔問客に「大往生」と慰めの言葉をかけられた彼女は、その言葉に愕然となり、葬儀が辛い体験として、あとあとまで尾を引くようになってしまいました。

「大往生」の意味を辞書で調べてみると「安らかに死ぬこと。少しの苦しみもない往生。また、立派な往生。」（『広辞苑』、第六版、岩波書店）とあります。単語そのものに差別的な要素は含まれておらず、日常的によく使われる言葉です。しかし、彼女から「大往生と言われて辛かった」との話を聞いてから、私たちが日常何気なく使っている言葉には遺族を傷つける可能性もあると分かってきました。

なぜ、高橋さんが「大往生」と言葉をかけられて辛くなってしまったのか考えてみました。

亡くなったお母様の年齢は八七歳、日本女性の平均寿命です。堅実な職業人として働く一方で子どもも立派に育て、晩年は孫にも囲まれた上で人生を終えました。素晴らしい一生、いわゆる「立派な往生」です。ですから、周囲の人に大往生と映るのは当然のことです。

ですから、「大往生でしたね」と彼女に伝えた人たちは、悪意を持って本人に語ったわけではなく、むしろ悲しみに沈む高橋さんを慰めようとして、自分が感じたことを善意の心から伝えたのです。しかし、高橋さんはお母様の死でとても辛い思いをしていました。母親の死で悲しんでいる中、とても「大往生」と思える心境ではなかったところに、「大往生（立派な往生）」と言われてしまったので辛くなってしまったのです。

遺族に「大往生と他人から言われてどう感じますか?」と聞いてみたことがあります。すると、「他人から『大往生と言われたくない』」という人がいる一方で、「私は大往生だと思っていたので、そう言われて嬉しかった」という人もいました。大往生と言われて嬉しく感じる人がいるのも事実です。ですから、「大往生」という言葉は遺族が大往生と感じている時にはとてもよい言葉なのですが、大往生と感じていない人に対して大往生と言えば、たとえそれが善意から出た言葉であっても遺族の悲しみを深めてしまうことになりかねません。

このように考えてゆくと、遺族が死別をどのようにとらえているかを知り、それに沿った言葉かけをすることが大切だと思います。

遺族を思いやる人たちは、誰も遺族を傷つけたいと思っていません。しかしながら、遺族に対して慰めのつもりで使った言葉が逆に心を傷つけてしまう場合もあるのです。ですから、死別の悲しみに沈んでいる人に対する言葉の選び方には慎重になる必要があります。遺族の心境を学び、相手の気持ちを察した言葉を選んで話しかけるべきです。

遺族に対する思いやりの心を育てるには、自分の考えだけで進めるのではなく、多くの学びが必要だと感じています。

葬儀の後に

死別という出来事は人生の中で最も辛い経験の一つなので、遺族は心に大きな傷を受けています。ですから遺族の周囲にいる人々は彼らをいたわるのが当然だと思っていました。しかしながら、実際には、遺族がさらに傷つくようなことが起こっています。その現実を知っていただきたいと思います。

木村孝子（六一歳、仮名）さんは、ご主人をすい臓がんで亡くし、失意の中で遺族外来を受診しました。

亡くなったご主人は穏やかで優しい性格だったそうです。ご主人との間には二人の心優しい成人した子どもさんがいて、木村さんは幸せな生活を送っていました。そんな時、ご主人が腹痛、便の出が悪くなるなど様々な体調不良を訴え、病院を受診します。検査を行ったところ、腹部に腫瘍が認められ、すい臓がんの診断を受けました。病状は進行し、すでに手術ができるような状態ではなく、木村さんには余命三か月と告げられました。ご主人ががんの診断を受け、回復の望みがないと伝えられたことは青天の霹靂でした。入院中のご主人を見舞うため、毎日のように病院へ通い懸命な看病を続けます。しかしながら、がんの進行は思いのほか早く、激しい痛みも出現しその痛みを取り除くことに難渋します。徐々に身体は衰弱し、診断を受けてから七か月後、ご主人は七〇歳でこの世を去りました。

木村さんにとって、長年連れ添ったご主人が亡くなったショックは大きく、臨終の宣告を聞いた時から頭の中が真っ白になり、これから何をしなければならないのかも、よく分からなくなってしまいました。その後に行われた告別式、葬儀の時は、どこに誰が座っているのかも分からず、参列者に対しただ機械的に頭を下げるような状態でした。知人が挨拶に来てもその人が誰なのかもよく分からず、息子さんたちがその都度誰か教えるような状況でした。その様子から、周囲の人たちにも木村さんの落胆はよく伝わったそうです。葬儀が終わった後、遺骨を抱いて自宅に戻る時、彼女は心身ともにボロボロになっていました。

葬儀の翌日、夫が亡くなった悲しみに打ちひしがれ、頭はぼんやりとして身体も鉛を入れたように重いので、家で呆然と過ごしていると電話が鳴ります。受話器をとると親族からいきなり、「おい、ふざけるな！　葬儀の時の俺の席が、なぜ後ろのほうなんだ。謝りに来い。謝罪しろ。そうでなければ親戚づきあいはしない」と一方的に言われます。木村さんには言葉を返す力も残っていない状態だったので、ただ親族の中傷を聞くしかありませんでした。

夫が亡くなって悲しみに暮れる中、親族から中傷された木村さんは、「気持ちが折れてしまった」そうです。それ以後、眠れなくなり、気分が沈み、食事ものどを通らなくなってしまいます。

それでも何とか気力をふり絞りながら四十九日の準備を始めました。お寺と相談して日程を決め、親族一人一人に電話をして出席の確認をします。先日、中傷された親族にも電話をして出席の依頼をしましたが、「その日は用事があるから、別の日にしろ！」と言われてしまいます。ただでさえ体調がよくないのに、無理を押して四十九日の法要を準備していたのですが、またもや親族からなじられ、傷ついてしまいました。

このような中で四十九日の法要を行いました。木村さんを中傷した親族はもちろん出席していません。気分が沈んだまま法要は終了しました。法要終了後の彼女は心身ともに疲れ切った状態でした。

その後、木村さんの体調は一向に回復しません。それどころか、ますます眠れなくなり、ベッドの上でまんじりともせずに朝を迎えるようになってしまいます。食欲もなく、食べてもおいしいと感じることがなくなってしまいました。

このような状態で遺族外来を受診。疲れ切ったような表情で診察室に入り、経過を語ってくださいました。「何も分からなかったのに。なんでこんなに言われるのでしょう」と力なく話します。一晩中眠れなくなり、ベッド上で夫が亡くなってしまったこと、親族から中傷されたことが頭に浮かんで離れなくなってしまったことを辛そうに話します。彼女の訴えからついた診断はうつ病です。夫を亡くした死別のショックに加え、親族から二回にわたり罵倒されたことがうつ病の発症に深くかかわっていました。

悲しみに沈む木村さんに対して何らかの手を差し伸べなければなりません。まず、現在の病状はうつ病であることを説明しました。さらに、死別のショックで頭が真っ白になり、何が起こっているか分からなくなることはよくあり、親族の席順にまで頭が回らないことは当然であり、親族に対して悪いことをしたわけではない。夫を亡くし失意の中にある遺族に対し、自分の気がおさまらないために中傷する親族のほうに問題があると話しました。

その上で、抗うつ薬による治療を始めましたが、ご主人の死、親族からの罵倒、そしてうつ病による三重の苦しみを受けることになった彼女の心の傷は大きかったようです。気分がすぐれず、夜も十分に眠れず朝を迎える日々が年単位で続きました。

日常生活が元通りになるまでに五年の月日を要しました。木村さんの人生における大きな損失でした。

ご主人が亡くなってから一〇年たちました。現在は一人で穏やかな生活を送っています。ご主人のいない生活にもようやく慣れてきたそうです。しかしながら、今でも「夫を亡くして辛い時に、どうしてあんなことを言われなければならないのでしょう。死別で悲しんでいるのに中傷されて、すべてがぶち壊しです」と残念そうに当時を振り返ります。

愛する家族の一員を亡くしただけでも辛いのに、周囲から中傷される。こんなに辛いことはないと思います。

遺族は、死別を経験したショックのあまり、普段ならできるようなことができなくなったりします。特に死別を経験した直後が顕著で、周りのことに注意が向きにくくなります。私たちは、死別直後の遺族がそういった状態だと察し、思いやる気持ちを持たなければなりません。

木村さんを罵倒した親族は、自分の席が後ろであったことでプライドを傷つけられたと感じて腹を立てています。自己中心的な態度であると言わざるを得ません。葬儀の時でさえも自分のプライドを保ちたいのでしょうか。彼女が夫を亡くして悲しんでいることには全く目が向いていないようです。

この親族は遺族に対してひどいことをしていますが、本人にはその自覚がありません。

なぜ、この親族はこのような態度に出たのか考えてみたのですが、彼はおそらく身近な人との死別経験がなく、遺族の辛さが分からないか、死別経験があってもあまり心が痛まなかったのでしょう。そのために、遺族の悲しみを理解することができず、自分のプライドを優先させてしまったと考えることもできます。

彼を、遺族の心を踏みにじる悪人であると責めることでは、問題の解決にはならず、遺族ケアの発展につながりません。木村さんの受けた苦労から学んだことは、私たちは、愛する人を失った遺族の悲しみの深さを改めて学ぶ必要があるということです。学びを深め、遺族への対応を現在より少しでもよいものにすることができれば、遺族が悲しむ出来事を減らせるのではないでしょうか。私たち一人一人の努力が必要です。

許されないこと

この本を読んでくださる方は、愛する人との死別の辛さを熟知しており、遺族は周囲の温かい援助を受けるのが当然と考えているでしょう。ところが、世の中には遺族に対して全く逆の態度をとる人がいます。

田村圭子さん（六〇歳、仮名）が遺族外来にやってきました。

診察室に入ってきた田村さんは辛そうです。やっとという感じで椅子に座り、か細い声で話します。

「先生、私が夫を殺したのでしょうか？」

「一体、どうしたのですか？」

自分が殺したと考えているのは尋常ではありません。まずは話を聴いてみることにしました。

彼女は慎重に言葉を選びながら話を始めます。

田村さんのご主人は、いつものように出社して通常の勤務をこなし、仕事を終えた後、同僚と夕食をとっていたのですが、その最中に突然倒れ救急車で病院に運ばれます。診断は急性心筋梗塞。懸命の救命措置がとられたのですが、その甲斐もなく帰らぬ人となってしまいました。朝、いつも通り出勤したご主人は、夜、冷たくなって帰宅します。ご主人がリタイアしたら夫婦でゆっくりしようと思っていた矢先の出来事だったようです。

夫の急死で一人暮らしになった田村さんの生活は一変します。ご主人が急にいなくなった衝撃は大きく、昼は仏壇の前で涙ぐみ、夜は一人でいるのが怖く、電気を消して眠ることもできません。

そんな辛い状況でしたが、子どもさんたちの献身的な援助もあり、四十九日が過ぎてからは気持ちが少しずつ落ち着いてきたようです。ところが、そのころ、夫の友人と称する数人から呼び出されました。何かと思って行ってみると、「あんたが一緒に住んでいて、面倒見ていなかったのか?」といきなり罵倒されてしまいます。田村さんはご主人をとても大切にしていたのですが、罵倒されてから「自分に責任があったのか?」と考え込むようになってしまいました。

その後、夫の友人と称する女性が家にお線香をあげに来たのですが、その人は無言で家に上がって線香をあげ、帰り際にほかには一言もしゃべらないまま、「お前のせいで死んだんだ！」と田村さんを怒鳴りつけて帰ってしまいます。戸がバタンと閉まった時、田村さんは身の毛がよだつようなショックを受けたそうです。

罵倒されたことで夫の死は自分に責任があるかもしれないと悩んでいたところに、こんどは自分のせいだと断言され、彼女は「自分が殺してしまった」との罪悪感に悩み、苦しむようになります。辛い日々が続いたのですが、偶然に遺族外来の存在を知り、本当に自分が殺してしまったのか確認すべく受診したのでした。

田村さんの悩みを聴いて驚きました。ご主人の死に対し田村さんに責任のないことは明らかです。最愛の夫を突然亡くして辛い思いをしている田村さんを罵倒した二人は何の根拠や権利があってこんなことが言えるのでしょうか。理解に苦しみます。彼らには思いやりのかけらもありません。ひどい話です。

「田村さんには全く責任はありませんから、罪の意識を持たないでください。とにかく、その二人には近寄らないでくださいね」

「分かりました」

この日の外来は田村さんがこれ以上傷つかないようにするため、この二人に会わないよう指導するのが精一杯でした。

一か月後。診察室に入ってきた田村さんは先月同様元気がありません。

「『あんたが一緒に住んでいて、面倒見ていなかったのか？』の意味がよく分からない。汚い言葉づかいだった。初めての経験なのでびっくりしてしまった」と当時のことを語ります。

罵倒されたことを忘れようとしても何度も蘇ってきて、頭から離れないようです。医学的には侵入思考と呼ばれています。心が傷ついてしまった時の症状です。

最愛の夫との死別で辛い思いをしているところに受けた心ない仕打ちで田村さんの心は深く傷ついてしまいました。これはもう、人災です。ただその後はご自分で回復の道を模索したこと、周囲の援助に恵まれたこともあり、何とか再出発への道を歩んでいます。

田村さんはおとなしい性格で、周囲の人に気配りがきく優しいご婦人です。他人から恨みを買ったりする人ではありません。

なぜ、こんなことが起きてしまったのか考えてみたのですが、もうこれは遺族を責める側に他人を思いやる心が欠けているとしか思えません。どこで思いやりの心を落としてしまったのでしょうか。

もしかしたら、彼女を罵倒した人たちも友人（田村さんのご主人）の死を経験して辛い思いをしているかもしれません。しかし、その辛い思いを非のない遺族に対してぶつけることは明らかに筋違いです。最も辛いのは最愛の夫を亡くした田村さん本人なのです。

では、このようなことが再び起きないようにするにはどうしたらよいでしょうか。

まず、考えられるのは死別に関する教育です。教育により、死別は人生の中で最も辛い経験であること、遺族はその結果として辛い思いをしていることを私たち一人一人が知ることだと思います。できれば、若い時に知識として取り入れておくほうがよいでしょう。知識があれば、遺族を怒鳴りつけるようなことはある程度防げるかもしれません。

しかし、これは社会で生きてゆく上で誰もが普通に持っている常識に近いものなので、悲しみに暮れる遺族を罵倒する人には通用しないかもしれません。ですから、どんなに死別教育が充実しても遺族を罵倒する人はいなくならないでしょう。したがって、罵倒されるなどして心が傷ついた人を守る場所も必要になります。

このような時、死別に関する知識があり遺族の診療を数多く経験している遺族外来はその機能を発揮するのかもしれません。

田村さんは夫の死が自分の責任かどうか知るために遺族外来を受診してケアの対象となったわけですが、ここに来ることができずに一人で悩んでいたらと思うとぞっとします。「あなたは悪くない」と伝えることも遺族外来の活動の一環です。

将来は遺族に対する理解が進み、田村さんが受けたような〝人災〟が少なくなることを願うばかりです。

言ってはいけない

死別で悲しむ人がいると、私たちは何とかしたいと考えます。人として当然の感情でしょう。その時、まず思いつくのは言葉をかけることではないでしょうか。自分がかけた言葉で遺族の心が落ち着いてほしい。誰もがそう願うはずです。

ところが、私たちの言葉で傷ついてしまうこともあります。「そうは言っても、善意だから悪いものはそう多くないはず」と思うでしょう。しかし、言葉かけの多くは有害であることが知られています。遺族外来でも、周囲からの慰めの言葉で傷ついた人を多くみてきました。そうなると私たちは「言ってはいけない」言葉を知る必要があります。

ここでは、主に遺族外来の受診者から聞いた「言ってはいけない」言葉を紹介します。

「がんばってね」

日常的に使われていますが、目的が分かりません。愛する人を失って悲嘆に暮れている人に、これ以上何をがんばれというのでしょうか。また、この言葉には発言した本人が手伝うという意味が含まれていません。したがって、「がんばって」を訳すと「あなたはやるべきだ。私は手伝わないけど」になります。言われたほうはたまったものではありません。辛くなるのは当然です。ちなみに、「がんばる」という言葉は日本語に特有で、ほかの言語に直訳することが難しいそうです（天沼香著『「頑張り」の構造』、吉川弘文館）。

「あなたがしっかりしないとだめ」

悲しみに暮れる遺族に対して励ましのつもりなのでしょう。しかし、愛する人を失って心も身体もどん底の人に「しっかりしろ」などと言っても何の役にも立たないばかりか、逆に落ち込む原因をつくるだけです。そもそも、「しっかりする」って、何なのでしょうか。

また、この言葉にも発言した本人が手伝うという意味が含まれていません。何もしてくれないのに、こんなことを言われてはたまったものではありません。

「元気？」

死別後少し時間がたったころに出てくる質問で「元気です」との返事を暗に期待してい

ます。

この質問は元気か元気でないか二者択一の答えを求めており、それ以上の発展性がないため「閉じた質問」と呼ばれています。よく考えれば、これは自分の興味や関心を満たすための質問であって援助ではありません。

「落ち着いた?」、「気持ちの整理つきましたか」

これは遺族に対して探りを入れているだけで、何の慰めにもなりません。落ち着いていない時、気持ちの整理がついていない時はどう答えればよいのでしょうか。

この質問を受け、気持ちが落ち着いてないことを言えず、無理に「大丈夫」と言った人がいます。質問をした人はそれを聞いて安心したそうですが、答えた人は自分が落ち着いていないことを再確認し、辛くなってしまったそうです。

「元気そうね」

死別から半年〜一年ぐらいの遺族が言われて傷つく言葉の一つです。遺族外来に来る人でこの時期に元気になっている人はほとんどいません。悲しくて仕方ないが、人前で辛さを見せまいと気丈にふるまっていると言われることが多いようです。

外面的なところだけを見て、心の内側まで評価すべきではないのです。

「あなたより大変な人はいるのよ」

遺族が自分の悲しみを話した時のことです。それを聞いた友人から、事故や災害などで亡くなった人の例を挙げ、

「あなたより大変な人はいるのよ」

その遺族は何も言えなくなったそうです。この言葉は死別の悲しみを過小評価していま す。

がん患者遺族で「あなたは時間があったからよかったじゃない」と言われた人もいました。確かに、がん患者遺族は自殺や事故そして災害などと比べると亡くなるまでの時間があります。しかし、だからといってよいのでしょうか。

「あなたは子どもが大きいのだからまだまし」

「あなたは子どもさんが成人だからまだまし。○○さんは、子どもさんがまだ小さいのにご主人が死んだから大変」と言われた遺族もいます。〝まだまし〟だから我慢するべきなのでしょうか。これは「あなたの死別は他の人の死別に比べると大したことない」と言わ

れるのと同じで、死別の悲しみを過小評価しています。

「あなたの気持ちは分かります」

相手に対して共感の気持ちを出していますが、多くの遺族が嫌がる言葉の一つです。愛する人との死別は「私」と「あなた」、二人称の関係。「気持ちは分かります」という人は、亡くなった人と三人称の関係。悲しみは遺族本人が一番感じています。そんな中「私には分かる」と言われても何の慰めにもならないのです。発言した人の自己満足に過ぎません。

いくつかの例を挙げてみました。これらは慰めの言葉のようでありながら、よく考えると遺族に対してYESかNOかの答えを求めたり、詮索したり、死別を過小評価したり、分かったようなふりをしています。全く援助になっていないばかりか、死別で傷ついている人をさらに傷つけてしまうのは一目瞭然です。

よく考えればおかしいと分かるのに、なぜ多くの人がこのような言葉をかけてしまうのでしょうか。その原因調査によると、これらの言葉をかけた人は思いやりがないわけではなく、遺族に落ち着いてもらおうと思っています。しかし、その辛そうな姿に圧倒され、何を話してよいか分からなくなり、とっさに口にしてしまった結果が多いようです。それでは、死別を多く経験している医療従事者の言葉は問題がないかというと、そうではありません。

これは社会全体が遺族ケアに慣れていないことを表しています。ただ、私たちは学校や日常で遺族ケアを学ぶ機会がほとんどなかったので、知識不足もその原因として挙げられます。ですから、私たちは社会の一員として必要最低限の遺族ケアを学ぶ必要があります。遺族ケアは社会のあらゆるところで行われるため、社会一般の方々も医療従事者も遺族ケアを知ってこそ本来の意味で遺族ケアが完成します。

そこで誰かが遺族ケアの知識を広める必要があります。その役目を担うのはやはり専門家でしょう。私も遺族外来を通じて遺族の診療とケアを担ってきましたので、そこで得られた知識を社会に広めてゆく必要性を感じています。

多くの遺族が死別の辛さに加え、不適切な遺族ケアで苦しんでいます。知識の伝達は急務です。

詮索しないで

愛する人を亡くした後は、しばらく静かに過ごしたい。遺族の誰もがそう思うことでしょう。静かに過ごすことは傷ついた心を癒し、愛する人のいない生活への第一歩を踏み出す際に欠かせません。しかし、遺族外来で話を聞いていると、そうさせてもらえないことも起きています。皆様にその現状を知ってもらいたいと思います。

清水郁子さん（五三歳、仮名）が遺族外来にやってきました。ご主人を一か月前に胃がんで亡くしたばかりです。

清水さんは夫婦共働きで忙しい中にも充実した社会生活を送っていました。忙しい生活を送った分、リタイア後の生活はゆったりとしたものにしようと考えていたのですが、夫の定年が来た時にその計画を実行しようと決心し、自分も長年勤めた会社を辞め、悠々自適の生活を始めました。夫と二人の生活はとても充実していたそうです。しかし、一年後、夫が手術不能の進行胃がんと判明。夫婦で描いていた計画は大幅な変更を余儀なくされます。彼女の時間は夫の看病に費やされることになりますが、社会人生活で培われた持ち前の行動力を発揮して、少しでもいい時間を過ごせるように努力してきました。しかしながら、病状は徐々に進行します。ある日、夫は外出中に倒れ、そのまま亡くなってしまいました。

夫の死後、今後の生活をどのようにすればよいか悩んでいたのですが、一人で考えるよりも専門家の意見を取り入れたほうがよいと判断して自ら遺族外来を探し、受診となったのでした。

初診時の清水さんは、急に一人になった現在の心境を語り、一人で生活する決心とそのために自らしなければならないことをよく理解していたので、この感じなら近いうちに新しい人生に適応できるだろうと判断し、彼女にその旨を伝えました。

ところが、四十九日が終わった後の外来では、憂鬱そうな顔をして診察室に入ってきました。椅子に座った彼女は今にも泣きだしそうです。

前回診察した時の様子と全く異なるので「どうしたのですか。何かあったのでしょうか」と尋ねたところ、彼女は涙ぐみながら話し始めます。

「周囲の人から『どうして亡くなったのでしょうか。病院で亡くなったのでしょうか』と聞かれました。どうして知りたがるのか。言わなければならないのかと思います。心配しているのか真意が分からないが、嫌な感じがしました」

亡くなった理由のみならず、亡くなった場所まで探られて嫌な思いをしているようです。今までの経験から、このような場合、複数の人から聞かれていることも多いので、「ほかにもありましたか?」と尋ねてみたところ、

「はい。『亡くなった理由が知りたいのでお電話ください』と留守番電話に入っていました。それから、香典を送ってきた封筒の中にも『最期はいかがでしたか。よろしければ教えてください』とメモが入っていました。香典のメモに携帯電話のアドレスを送ってくる人もいました」

清水さんの心を引き裂くような無神経な言葉ばかりです。これはひどい。

清水さんはよほど辛かったのでしょう。涙を流しながら話し続けます。

「夫の病気は限られた人にしか知らせていません。知らせなかったことを理解できないのでしょうか。それでもなおかつ知りたいと意思表示をすることが理解できません。ご自分も誰かを亡くしたら分かるのでしょうか」

「これ以上アクションをとられたら精神面がもたないので、息子と相談して『ご心配をおかけしました。安らかに逝きました』という内容の手紙を出しました」

「ここまでしなきゃいけないんですね」

こう話す清水さんは半分あきらめ顔でしたが、最後にしっかりとした口調で「悲しみに浸る時間を持たせてほしい。そっとしていてほしい。寄り添っていただくだけで十分です。ほっといてくださいと叫びたくなることがある。よくこういう無神経なことを聞けるなと思いました」と遺族としての願いを訴えていました。

清水さんに対しては、彼女の心を乱すようなこれらの質問には回答しなくてもよいこと、何度も聞いてくる人がいたら、その人とは距離をとったほうがよいことを説明しましたが、もっと早く言っておくべきでした。

清水さんはご主人を亡くしただけでも辛いのに、亡くなった原因および状況を周囲の複数の人から聞かれて辛くなっています。これは「詮索」と呼ばれている現象です。質問した人たちは、清水さんの夫の死んだ原因や場所を知りたいという自分の欲望を満たすため、彼女に回答を求めています。清水さんにとっては迷惑以外の何物でもありません。亡くなった理由が知りたいがために電話をかけてほしいと要求した人もいるようですが、自分の欲望を満たすために、遺族にわざわざ連絡させることを考えるとはどのような精神構造を持ち合わせているのでしょうか。

清水さんが受けた詮索は死因および死亡場所に関するものですが、遺族外来では、詮索を受けて辛くなった遺族の話をほかにも聞いてきました。たとえば、「がん家系なの?」、

「検診受けてたの？」、「食事に気をつけてたの？」、「なんで気づかなかったの？」などと詮索され嫌な思いをしている遺族は少なくありません。あれこれ詮索されるのが嫌だからなるべく外に出ないようにしている遺族もいます。遺族にありがちな社会的引きこもりが人為的に起きていることになります。

しかし、この本を読んでいる皆様は「こんなことは言わないのが常識だ。あっても稀なことだろう」と思うかもしれません。しかし、我が国における調査では半数近くの遺族が詮索を経験しているのです。遺族にとって決して稀な現象ではありません。

少し考えれば、自分の言葉は自らの興味関心を満たすためで、詮索されたほうは嫌な思いをすることが分かるはずです。にもかかわらず、なぜ遺族を詮索して傷つけてしまうのか、理由を考えてみたのですが、やはり遺族の悲しみ、特に死別直後の悲しみを十分に理解していないことに尽きると思います。もしかしたら、他人の気持ちに配慮する力が十分育っていないのかもしれません。

ですから、詮索を防ぐためには社会に対する啓発活動が欠かせないと考えています。遺族の周囲の人は清水さんが訴えたように「悲しみに浸る時間を持たせてほしい。そっとしていてほしい。寄り添っていただくだけで十分です」を忠実に守ればよいのです。そうすれば、詮索は抑えられるはずです。私も教育啓発活動の一環として、講演会では「詮索」

について伝えるようにしています。それでも、自分の欲望が優先してしまい、他人の気持ちを配慮することができない人には教育も役に立たない可能性があります。そうなると、遺族を教育し、詮索されても心が傷つかないようにするしかありません。私どもは遺族に対し、周囲から様々な詮索を受ける可能性があることを伝え、そのようなことが実際に起きた時は「これは大西から説明を受けた詮索だ」と理解してもらう力をつけるようにしています。また、遺族の心情が理解できずに何度も詮索してくる人に対しては、自分から接触しないようにするなど一定の距離を保つよう指導しています。

ここまでするのかと考える方もいると思います。しかし、人生で最も辛い経験をしている人たちがさらに傷つかないようにするため、現在の日本では必要なことなのです。

将来的には、私たちの社会における遺族の辛さに対しての理解が進み、詮索がなくなる優しい世の中になってほしいと願っていますが、多くの人が詮索されている現状を考えると道のりは遠いようです。しかし、あきらめないで啓発活動を地道に進め、社会の理解が広まるように努力を続けてゆきたいと考えています。

故人への入学案内

石川優子さん（四八歳、仮名）は二年前に一三歳の娘さんを亡くしました。娘さんは、一一歳で白血病の診断を受けます。辛い抗がん剤治療にも耐え、骨髄移植をしたのですが、移植後の合併症で短い命を終えています。日常生活の中心となっていた娘さんの抜けた穴は大きく、どうしてよいか分からない状況が続き、悲しみに暮れる中で遺族外来の存在を知り受診。それ以来、継続的に通院を続け、少しずつ回復への道を歩んでいました。

ところが、ある日、診察室に入ってきた石川さんが涙ぐんでいるので「どうしたのですか」と尋ねたところ、「実は……」とポツリポツリと話し始めます。

「先日、自宅宛てに進学塾の案内状が来たのです。手紙の宛て先は二年前に亡くなった娘で、内容は進学塾への入学を勧めるものでした。娘が生きていれば一五歳、この春高校へ入学の年だから来たのでしょうか。周囲の子どもたちは高校に入学できるのに、私の子どもは亡くなっているから入学できない。それだけでも悲しいのに、なんで進学塾の案内状が来るのでしょうか。子どもを亡くした親の悲しい気持ちは分からないのでしょうか」と涙ながらに訴えていました。

私の家にもしばしばダイレクトメールが来ます。どうやって自宅の名簿を手に入れたのか考えると不思議なことだなとは思っていました。しかし、亡くなった人にまで出すのは遺族感情への配慮が十分とは言えません。特に、生きていれば高校入学という時期は、亡くなった娘さんのことを鮮明に思い出し辛い時期なのです（これを記念日反応と呼びます）。それなのに入学案内のダイレクトメールは遺族には辛すぎることでしょう。

「その手紙を受け取って悲しくなってしまったので、このようなことが起きないようにと進学塾に電話をかけ、『娘が亡くなっているのに、入学案内が来ました。手紙を受け取るだけで辛いので、今後こういうことはやめてほしい』と連絡したのです」

「そうしたら、やめてくれました？　謝ってくれましたか？」

「いいえ。その上……」石川さんは涙ぐみながら続けます。

「塾の担当者から『私たちのしていることには問題はありません。出るとこ出てもいいですよ』と言われました」

そう言うと石川さんは泣いてしまい、後を続けることができませんでした。

石川さんは謝罪や補償の要求をしたわけではありません。ただ、このようなことが二度と起きてほしくないと思って電話をしただけなのです。しかしながら担当者は自分たちの組織がとった行為の正当性を主張しただけでした。『出るとこ出てもいいですよ』は自分たちが正しいと信じて疑わなかったから、そのように発言したのでしょうか。石川さんは、入学案内で傷ついた上に遺族の悲しみよりも組織の防衛が優先するような担当者の発言でさらに傷ついていました。辛かったと思います。私のほうもかける言葉がありません。

今までじっくりと積み上げてきた遺族ケアは葉書一枚と一本の電話で崩れ落ちてしまいました。悲しみに沈む石川さんに伝えたことは、勇気を持って電話したのは正しいことであること、塾の担当者の発言は遺族感情に配慮していないという点で明らかに間違っているということだけでした。

翌月の診察。

診察室に入ってきた石川さんの表情がまたもや冴えません。

「どうしたのですか?」と尋ねたところ、彼女はかばんの中から葉書を一枚取り出し「先生、今度は別の進学塾から入学案内が来ました」と涙目で訴えます。

前回の苦い経験があるので、塾への電話はしていないようでした。彼女にもあきらめの表情が浮かんでいます。

またもや亡くなった娘さん宛ての手紙で辛い思いをしています。この状況を打開するには何をすればよいのかと考えてみたのですが、遺族を救うには、塾側にダイレクトメールを止めてもらうしか方法はありません。しかし、遺族に対して塾へ電話をするよう指導するのは辛い思いを再び体験させることになりかねません。本人に電話させるわけにはいかないので、私が進学塾に電話をかけてみることにしました。

「○○進学塾でございます」と受付の声。

「入学案内の葉書が来たので、電話しました……」

「どのコースにいたしますか？」と問われたので、

「娘はもう死んでいます」と答えた上で「実は、私は塾から入学案内が来た家族の主治医です。入学案内が来た娘さんは二年前に亡くなっています。娘さんが亡くなって悲しみに暮れている時に進学塾から入学案内が来て、ご遺族が落ち込んでいます。このようなことはもうやめてほしいと思って電話をしました。塾の名簿からはずしてくれませんか」とお願いしたところ、

「それは申し訳ありませんでした。すぐに名簿からはずします」と丁寧に対応してくださったので、その担当者にお礼を述べて電話を切り、石川さんに対して「塾の担当者が名簿からはずすと言ってくれました」と伝えたところ、彼女はほっとした様子でした。

以後一年たつのですが、「どこの塾からも案内は来ません」と安心したように伝えてく

ださるので、思い切って電話をしてよかったと思っています。

経済活動のために名簿を作成することは、何らかの制度に基づいて〝正しく〟行われているのでしょう。しかし、個人の状況を考えないで名簿を作成した時にはこのようなことが起きかねません。法律上正しいことだとしても、遺族を傷つけることがあってよいのでしょうか。また、塾側も自分たちの行為で遺族が悲しんでいる際、一言謝れば済んだことなのに、なぜ自己を正当化するような発言をして遺族を傷つけたのでしょうか。もし、起こっている状況を自分に置き換えたら辛いことは明らかなのに、なぜこのような発言をするのでしょうか。

集めた名簿の中の子どもが亡くなっているのは稀なことかもしれません。しかし教育に身を置くものであれば、このような細かいところまで配慮をするのがプロとしての役割で、遺族が悲しんでいれば慰めの言葉をかけるのが普通なのではないでしょうか。制度上の建前ではなく親の悲しみに目を向けるのが教育者の仕事なのではないかと感じています。

時間をかけて少しずつ行ってきた遺族ケア。その効果が出てきたかと思った矢先、たった一枚の葉書と、一回の電話で石川さんの心は崩れ落ちてしまいました。悲嘆に暮れる遺族の心はとても脆(もろ)いのです。今回のように一生懸命ケアを行っても、医療現場以外のところで壊されてしまうことも稀ではありません。ちょうど、積み木を重ねてだんだんと高くなってきたところで、他人が手を出し崩れてしまったような感覚です。積み上げた積み木が崩れた時は遺族のみならず、医療者側も呆然自失です。でも、あきらめるわけにはいきません。崩れ落ちた積み木をもう一度拾い集め、積み上げる作業を淡々と再開します。何回か崩れ落ちることも稀ではありません。それでも、積み上げる作業を繰り返します。その繰り返しの中で、いつか積み木がしっかりと組み上がるのです。

家族の一員を亡くし悲しみに暮れる家族に追い打ちをかけるような故人への入学案内。遺族の感情より組織防衛しか考えない発言。よいことではありません。しかし、自分が遺族の立場になったら容易に理解できることです。なぜ、このようなことが起きるのか考えてみたのですが、原因の一つとして遺族と対応する人々が遺族の悲しみの深さを理解していないことがあると思います。私たちは日常生活の中で、亡くなった人から死別の悲しみがどれほど深いか直接教えてもらうことはほとんどありません。学校で教えてもらうこともほとんどありません。つまり、私たち自身が遺族の悲しみの深さを十分に認識していない可能性があるのです。そのため、遺族が何かを訴えたとしても大したことではないと判断して、不用意な発言が出てしまうのではないのでしょうか。ですから、遺族が苦しまないようにするためには、私たち一人一人が遺族の苦しみに対し、さらに目を向けてより深く理解することが必要なのかもしれません。

「おれ、あと五年、生きられるかな?」、その後

前著『がん患者の心を救う』(河出書房新社)で、神奈川県立厚木高校時代の同級生である藤田和彦さんが肺がんで闘病の後、三八年の人生を閉じた話を書きました。妻と三人の子どもたちを遺して先立たなければならない和彦さんの心境はいかなるものだったのでしょうか。心が痛みます。

それから一〇年以上がたちました。遺された奥様である藤田由美子さんの生活はどのようなものだったのでしょうか。

藤田由美子さんも厚木高校時代の同級生です。いつも元気一杯というか気合十分で、クラブ活動の女子バスケット部では、主将として女子部員を引っ張り、試合ではポイントゲッターとして活躍しています。高校卒業後は薬学部に進学し、薬剤師免許を取得する一方で、教員免許も同時に取得。卒業後は中学教員としての道を選択しています。一人で三人分ぐらいの仕事をこなすバイタリティーに溢れた女性です。

ご主人が肺がんになった時は看病の傍ら、学校教師としての務めを果たし、三人の子どもさんの子育てをこなしていました。ご主人の命が長くないと分かってからは自分でホスピスを探しに行くなど、精一杯の看病を続けていました。

和彦さんが亡くなった後は、悲しみに浸る間もなく教師として生徒の教育を行う一方で、一人で三人の子育てをしなければなりません。特に次男の誠くんはダウン症のため通学や通院など様々な生活場面で援助が必要な状況でした。しかし、由美子さんは持ち前のバイタリティーを十分に発揮してすべてをこなし、新しい環境に適応してゆきました。忙しい日常の合間に立派な遺稿集も作り上げるなど精力的に活動しています。

私も和彦さんが亡くなった当初は由美子さんのことが気になったのですが、立派な遺稿集が届いてからは「さすが藤田。しっかりやっているんだな」と感心し、普通の生活ができているものと思い込んでしまったので、その後はバスケット部の会合で会う程度のつきあいで過ぎてしまいました。

七年後の夏。由美子さんから電話が入ります。

「大西くん。久しぶり。ちょっと相談があるんだけど」

「どうしたの？」

「最近、元気が出なくて辛いの。眠れないし、疲れてるし……。一度診てくれる？」

電話から聞こえてくる声にいつもの元気がありません。これは何かが起きていると思い、「分かった。週明けに診察するから保険証を持って病院に来てね」と伝えたのですが、あの元気印の由美子さんに元気がないなど信じられない気持ちでした。しかし、辛いと言われた以上、とにかく診察して原因を突き止めなければなりません。

週が明けて、由美子さんが来院しましたが、やつれていて、いつもの元気がありません。

「元気ないね。一体どうしたの？」と尋ねると、由美子さんは力なく話し始めました。

「和彦さんが亡くなってから、ずっとがんばってきたんだけど、だんだん一杯一杯になっていたみたい。それでも何とか学校の仕事はこなせていたんだけど、生徒たちのバスケットの応援に行った時、学校で問題のある生徒たちから暴言を吐かれたの。いつものことなんで、普段なら『うるさい！』って一蹴するんだけど、その時、なぜかがっくりきちゃった。それから眠れなくなるし、疲れがとれなくて、何だか気力が失せちゃった……」

「仕事はどうなの？」

「何とかやってるけど、集中できなくてね……。普段の半分もできないみたい」

ご主人が亡くなってから七年もの間、一生懸命に教師の責務を全うし、子育てもしてきたのですが、知らず知らずのうちにストレスがたまり、心身の限界に近づいていたのでしょう。疲労が抜けず、頭の回転も鈍くなっており、仕事を続けられるような状態ではありませんでした。典型的なうつ病の症状です。

由美子さんに対し、診断はうつ病であること、治療として抗うつ薬の服用と当分の間の休職が必要なことを説明しました。

「でも、今はクラスを受け持っているんだけど……」

一年生のクラス担任をしている由美子さんにとって、担任の任期途中で休職することは生徒たちに申し訳ないという気持ちが強かったようです。しかしどう考えても授業が継続できるレベルではありません。勤務を継続することでさらに症状が悪化して、最終的な復帰が遅れる可能性のあることを伝え担任をおりて休職することに納得してもらいました。

その後は自宅安静を続けながら遺族外来に通院してもらったのですが長年の苦労でかなり疲れていたようで十分な休養が必要でした。復帰まで一年以上の時間がかかっています。

復帰後しばらくたってから、「うつ病になる前はどんな気持ちで日常を送っていたの？」と尋ねると、「当時は、夫がいなくてもしっかりやっていることを自分の子どもたち、周囲にも見せなければいけないと考えていたみたい。知らず知らずの間に無理をしていたのかもしれないね」としみじみ振り返ってくれました。

現在、由美子さんは元気を取り戻し、教師として生徒の教育を行い、家庭では三人の子どもさんを立派に育てています。うつ病になる前より肩の力を抜いて行動できているので、すべてのことをこなす生活は続いていますが、うつ病は再発することなく経過しています。念のため、服薬と外来通院は続けてもらっています。誠くんは高校を卒業して作業所で働き始めています。

どの年代においても伴侶を失うということは、人生における非常に辛い出来事です。伴侶を失った時が子育てを行っている年齢であれば、今まで二人で行っていた子育てを一人で行わねばならず、かつ仕事もしなければなりません。様々な問題が起こっても相談する相手はいません。死別という悲しみに加え、伴侶がいない状態で行う仕事や子育てはおのおのが大きなストレスです。遺族には大きな負担が一気に降りかかってくるのです。

当面は、これらをこなすことは可能でしょう。しかし、これは伴侶がいなくてもしっかりしなければという遺族の思いによってかろうじて続いている状態です。突発的な出来事に余裕を持って対応するだけの力は残されていないでしょうし、長年にわたってこの状態を続けるのは至難の業(わざ)です。様々な支援があっても亡くなった伴侶の代わりにはなり得ません。また、周囲はある程度の活動ができている遺族に対しては大丈夫だろうとの判断が働いてしまいがちです。当時の由美子さんを考えると、ご主人を失ってから一週間後には教壇に復帰して生徒たちを教育し、ダウン症の誠くんをはじめ三人の子育てをするなど心身ともに多大なる負担がかかっていたと思います。しかし、夫がいなくてもすべてをしっかりやらなければという思いから少々無理をしてでもすべてを完璧に近い状態で行った結果としてうつ病を発症してしまったのではないかと思います。今から思えば、よく七年ももったものです。同級生として相談相手になるはずの私も、当初の活動的な由美子さんを見て安心してしまい、十分な援助を行っていませんでした。

由美子さんのようにストレスを抱えて生活している遺族は多くいるはずです。ストレスの結果としてうつ病を発症してしまうと、本人は苦しいし、仕事もできなくなり、周りの家族も影響を受けるなど、本人、社会、家族にとって大きな損失です。そこで、うつ病をはじめとした精神疾患予防のためにストレスの軽減が必要となります。そのためには、まず、身体的なストレスに対し、休養を十分にとるなどの支援策が必要となります。時には経済的な支援が必要かもしれません。そしてもう一つ大切なことは心の支援です。遺族としての話ができて、肩の力を抜いても大丈夫と伝えてくれる場所があればよいはずです。

今になって考えると、由美子さんも十分な休養をとり、遺族としての話ができて、肩の力を抜いてよいのだと知る機会があれば、うつ病で休職せずに済んだと思います。

このように考えると遺族のストレス軽減のため、今後、様々な援助の工夫がなされるべきでしょう。その一端として遺族外来が果たすべき役割の広さと大きさを改めて感じます。

うつ病の引き金

乳腺外科の先生から、伊藤美津子さん（七五歳、仮名）の診察依頼が来ました。依頼理由は「精神疾患があるか確認してほしい」とあります。

彼女は半年ほど前から体調不良や食欲不振が出現。内科の病院で様々な検査を受けたのですが、異常が見つかりません。既往として一二年前に乳がんの手術を行いましたが、その後は再発なく経過しています。そこで、乳腺外科医は精神科の疾患が潜んでいないかと疑い、私のところへ診察の依頼を出したようです。

伊藤さんが診察室に入ってきました。いかにも疲れ切ったという様子で、表情は暗く元気がありません。

「精神科の大西です。よろしくお願いします。伊藤さん、ここ半年元気がなくなったみたいですね。そのことについて少しお話を聞かせてください」と話しかけると、

「そうなんです。半年前から体調がすぐれないので、様々な検査を受けたのですが、異常

がないと言われて……。さらに数か所の病院で検査を受けましたが異常はありませんでした」

検査をしても原因が分からないので逆に不安が高まっているようです。

このような場合、患者さんの訴えだけを文字通りに受け取って体調の問題、不安の問題として処理することは正しくありません。なぜなら、これらの症状が身体以外の異常、つまり心の問題で起きることがあるためです。

それを確認するため、もう少し質問してみることにしました。

「半年ぐらい前から体調が悪くて、その原因を探るために数か所の医療機関で調べたけど異常が見つからないということですね」

「そうなんです」いかにも不思議だという感じです。

「こんな状態が続いていると、気分が滅入ったりすることはありませんか？」

「ずっと滅入ったままですね」

「それでは、物事に関心がなくなったり、意欲がなくなったりしていませんか？」

「何をする意欲もないんです」

「眠れますか？　寝つきが悪かったり、夜中に何度も目が覚めたり、朝早く起きたりすることはありませんか？」

「最近は眠りにつくまで時間がかかりますね」

「ご飯は食べていますか？」

「あまり食べられないし、おいしくないんです」

「最近、物事に集中できますか？」

「テレビとか新聞など読む気がしないんです」

「乳がんの治療はどうですか？」

「先生のところへ定期的に通って診察をして検査を受けていますが、問題ないと言われています。最近は年に一回の検査ですね」

よくよく聞いてみると、食欲不振と体調不良という当初の訴えのほか、この数か月は気分が滅入って、意欲が低下し、睡眠がとれず、テレビや新聞も見ることができないほど集中力がなくなっていました。乳がんは問題ないようですし、身体所見でも特別な問題はありません。薬剤が関与していることもなさそうです。これらの症状を総合的にとらえると臨床診断はうつ病です。

「体調の不良で大変なようですが、今日の診察ではうつ病のようです。体調不良はうつ病患者さんにはよくあることで、食欲不振やだるさなどの症状もうつ病が原因となっている可能性があります。ただ、今日の診察では、うつ病の症状自体それほど重くないので、抗うつ薬を飲んでゆっくり休めば回復してくると思います」

「うつ病だったんですか。診断がついて安心しました。今までは、どこで調べても問題ないと言われ、胃薬ぐらいしか処方してもらえず途方に暮れていたんです」

診断がつき、自分の体調不良の原因と今後の見通しが明らかになったことで逆に安心しているようでした。

うつ病発症の引き金になるような出来事が起きていないか確認するため、「体調が悪いと感じたころ、何かショックになるような出来事はありませんでしたか?」と尋ねてみたところ、伊藤さんは視線をやや落とし、

「実は、昨年娘を亡くしたんです……」

話を聴いてみると、五〇代の娘さんが約一年前にすい臓がんと診断されたのですが、その時点ですでに手術のできる状態ではなく、三か月の経過で亡くなってしまったとのことでした。会うたびにやせ衰えてゆく娘さんを見るのはとても辛いものがあったようです。そして、死別後一か月から元気がなくなって今に至ったようでした。

伊藤さんの周りで大変なことが起きていたようです。時間経過を考えると、うつ病の発症に死別が関与していることは明らかです。

「そうだったんですか。死別後はうつ病を発症することが多いのです。時間経過から考え

ると伊藤さんのうつ病は娘さんの死がきっかけになった可能性が高いですね。今後は、うつ病治療に加えて娘さんのことも話していくようにしましょう」とうつ病治療と遺族ケアの両者を並行して行ってゆくことをお伝えしました。

伊藤さんの例を通して、うつ病のこと、およびうつ病と死別の関係について学んでみたいと思います。

まず、うつ病に関してですが、彼女は体調不良を訴えて内科で様々な検査を受けたのですが、異常が見つかりませんでした。うつ病は感情障害に分類される心の病気ですが倦怠感や食欲不振などの身体症状がしばしば出現するため、患者さんは身体の病気と思って内科・外科・産婦人科など、精神科以外の医療機関を受診することが多くみられます。医師も同様で、患者さんの身体症状に関する訴えを聞いて、血液検査や内視鏡などの検査を一通り行いますが、当然のことながら異常が見つからず「調べた限りは問題がない」となってしまうことが多いのです。しかし、伊藤さんの場合は乳腺外科医が「検査で異常がないのであれば、精神疾患の可能性があるかもしれない」と考えて、精神科に依頼したことで回復への道筋がつきました。医療が高度専門分化した現在、医療者は目の前にいる患者さんについて、つい自分の専門の枠の中で考えてしまいがちですが、この医師のように広い視野を持ち、「もしかしたらうつ病？」と疑うことが正しい診断と治療のために大切なのです。うつ病はとても苦しい病気で、この苦しみから逃れるために自殺をしてしまう人もいます。この医師の気づきがなければ、伊藤さんのうつ病はずっと見逃され、彼女は辛い思いをし続け、最悪の場合には自殺していたかもしれません。

次にうつ病と死別の関連について学んでみたいと思います。うつ病の発症には様々なストレスが関与しますが、死別は私たちが経験する最も大きいストレスに当たるため、うつ病になりやすいことが知られています。死別経験後にうつ病になる人の割合は七か月目で二三パーセント強、一三か月目では一六パーセントもあります。一般的な集団で、うつ病にかかっている人の割合は三～七パーセント程度ですから、これは高い数字です。高齢者ですと、うつ病発症に関連する最大の危険因子は死別です。ですから、死別とうつ病の間には密接な関係があることは明らかです。伊藤さんはその典型的な例で、娘さんとの死別は身を引き裂かれるような体験だったのだと思います。その結果として、死別後一か月でうつ病を発症したのでしょう。もし、私が死別について尋ねていなかったら、うつ病の診断と治療は行われるでしょうが遺族ケアが行われず、彼女の総合的な回復は遅れていたと思います。

遺族外来で学んだ知識と経験を用いて診療をしていると、様々なところでそれが生かされていることを感じます。今回は、遺族外来でない精神科医療の現場でも最近の死別経験に関して尋ねることが大切だと実感しました。うつ病の発症に死別が関与していることが明らかになれば、患者さんも死別について精神科医と話すことが可能となって、それが死別からの回復のきっかけになるでしょうし、精神科医もうつ病の治療と遺族ケアを並行して始めることが可能となります。結果的に患者さんのうつ病回復が早くなるでしょうし、死別後の生活にも適応しやすくなります。そう考えると、精神科医も精神科疾患に関する診断と治療のみならず、死別にまつわる問題と遺族ケアにも精通することが求められます。

精神科のみならず、医療全体において遺族ケアはとても重要な分野であることは繰り返し述べてきました。医療従事者全体が今よりも遺族ケアの知識と経験を増やすことで多くの患者さんの心が救われることでしょう。そのためには、遺族ケアに関する学びが欠かせませんし、医療者の意識を高めるための啓発活動も必要になるでしょう。遺族外来はその一端を担い、遺族の診療を通して得た知見を広めてゆきたいと思っています。

記念日

誕生、入学、合格、就職。私たちの人生には節目となる日があります。記念日です。多くのよい思い出が私たちの心の中に残っています。これらの日々は私たちの気持ちを新たにし、新しい活動への原動力ともなります。

しかし、私たちの人生はよいことばかりではありません。様々な喪失や失敗も心の中に残っています。これらが起きた日も記念日です。ですから、記念日は良し悪しにかかわらず、人生に大きな影響を残した日のことを意味しています。

なぜ、こんな話をするのかというと、遺族外来で最も多い話題の一つがこの記念日に関することなのです。がん治療経過中には告知、再発、終末期そして死など、多くの喪失に関する〝記念日〟があります。いくつもの記念日が遺族を苦しめます。がんの治療経過に関する記念日は遺族にとって「死別」に直結しています。死別は人生で最も大きなストレスであるため、遺族は外来で様々な記念日の悲しみ、そして後悔を語るのです。

お正月、桜、青空、頬に当たる風。

これらの言葉を聞いて何を連想するでしょうか。多くの人には、よい思い出として映りますが、遺族にとっては悲しみに沈むキーワードでもあります。

「去年のお正月は一緒だったのに」

「去年、桜が咲いていた時には、元気だったのに」

「夫ががん告知を受けた時の青空と同じです」

「頬に当たる風で看病中のことを思い出してしまいました」

このように亡くなった人と関連する事柄も悲しみを呼び起こす〝記念〟となってしまいます。特に私たちに思い出深い情景であるお正月や桜などは記念になりやすいようです。

ですから、遺族が亡くなった人のことを思い出す状況は、特定の日時のみならず、様々な情景でも生じます。これらは総称して〝記念日反応〟と呼ばれています。

記念日反応による症状は様々です。悲しくなる、涙が出る、落ち込む、頭が回らないなどの精神面の変化が出る人もいれば、食べられない、動けないなど身体症状が出る人もいます。これらの症状は記念日反応を誘発する事柄に触れるだけで急に出現するので、遺族はその症状に戸惑うことが多いようです。また、記念日反応を誘発する出来事を避ける人もいます。その例として、日本を代表する小説家である城山三郎さんの本『そうか、もう君はいないのか』（新潮文庫）では、娘さんが奥様亡き後の城山さんを描写しています。

母が突然倒れて入院してからというもの、父は帰るどころか、よほどのことがない限り寄りつかなくなってしまった自宅。晩年、母が夫婦二人で住みやすいようにと、あれこれ考えて建てた家。（中略）母の想いが強いだけに、二人だけの最後の思い出の家だけに、父は戻れなくなってしまったのか。（p143-144）

城山三郎さんは、自宅が記念日反応を誘発する原因となってしまい、寄りつけなくなっていたようです。死別後一年以内で来院した遺族は、たとえ精神症状が安定していても命日が近くなると死別にまつわる出来事を多く思い出すため、気持ちがかなり落ち込みます。例として、肺がんで夫を亡くした遺族は死別後二か月より外来へ自発的に通院して自分の考えを語り、日常生活でも周囲の人との交流も保つなど良好な経過をとっていましたが、一周忌が近くなるにつれ「身の回りのことはできるんですけど、夫のことになると頭が回らなくなって、ウロウロしてしまうんです。夫のことは子どもたちに頼んでいました」と話していました。ご主人のことだけ手につかなくなってしまう症状は記念日反応の典型だと言えます。彼女に対しては「これは記念日反応ですから、命日が終わるまで待ちましょう。家では無理をしないでください。命日が過ぎてくると自然に回復します」と今後の見通しと対処法を伝えたところ、翌月には記念日反応に関する症状はほぼ消失していました。

今まで述べてきたように、記念日反応は様々な状況で出現し、心身に影響を及ぼすので何らかの対応をとる必要があります。記念日反応そのものを抑えることができればよいのですが、すぐに解決するものではありません。特に死別後一〜二年の遺族では難しいようです。しかし、記念日反応についての知識があれば、症状が出たとしても落ち着いて対処ができ、苦しみが軽くなるはずです。ですから、外来では記念日反応の種類と症状について説明し、たとえ症状が出たとしても自然なことなので問題ないと伝えています。特に一周忌を迎える遺族に対しては、精神的に安定していても一周忌前後では気持ちが沈んだり、活動性が低下することもあるので、多くの予定を組み込まないよう伝えています。こうして記念日反応についての知識を得た遺族は、症状が出現しても心が動揺することなく、ある程度冷静に対応ができているので説明の効果はありそうです。

死別後には今まで経験したことのない様々な症状が生じます。それらに関する知識を提供し、少しでも穏やかに日常生活が送れるよう援助することも遺族外来の役割だと言えます。

雑踏にて

遺族になると死別にまつわる様々な感覚が出現します。ここでは私自身の経験を交えてお伝えしたいと思います。

父親の死後、私も悲しみに沈み、抑うつ的になるかと思ったのですが、そうはならず、一週間以内でほぼ以前と同じ日常生活に戻りました。その理由としては、晩年の父との関係が良好であったこと、父が胃がんになった時六か月の命と思ったのが奇跡的に六年半生きたので様々な親孝行ができたこと、病院での仕事があったことなどが挙げられるかもしれません。

ただ、すぐさま完全に戻ったわけではありません。なぜなら、雑踏の中を歩いていると父親を見つけてしまうことが半年ほど続いたのです。

その時の〝父親〟は雑踏の中を穏やかな表情で歩いていて、歩き方も父そっくりです。「あ、お父さん……」と思って目を凝らすと、全くの別人。私の誤認です。ただ、父親が見えたことで気持ちが動揺したりすることはありませんでした。最初は見間違い程度にしか考えていなかったのですが、月に数回同じようなことがあり、死別前にはこのような経験がなかったことも併せて考えると、これは死別の影響なのだなと自己診断しました。自己診断したら誤認はなくなるかと思ったのですが、雑踏での「あ、お父さん」は半年ほど続き、いつの間にかなくなり、以後は全くありません。悪い経験ではありませんでしたが、もう一度〝父親〟に会いたいとも思いません。

この体験をした時、自分だけの特殊な経験かなと思ったのですが、知り合いの精神科の先生に尋ねたところ、「自分も駅の改札で亡くなった父親そっくりの人に出会い、思わず涙ぐんでしまったことがある」と涙ながらに教えてくれました。ですから、自分だけの経験ではないのだなと思って安心した記憶があります。

そこで遺族が経験する「誤認」について論文を調べてみたところ、遺族の半数以上が経験する、死別後の一般的な現象でした。生じる時期としては死別後一〇年以内が多く、年齢層としては若い人に少なく高齢者が多いようです。誤認の種類としては、私のように姿が見えるように感じる人もいれば、故人の声が聞こえる人もいます。遺族はこれらの経験が助けになっていることが多いようです。論文はアメリカとイギリスのものでしたので、洋の東西を問わず認められる現象なのでしょう。

いないはずの人がいるように思えたり、声が聞こえたりするとなると「自分の精神は異常ではないか？」と心配する人もいるのですが、これらの遺族を観察すると、この現象のほかには異常な点が認められず通常の生活を営んでいること、この現象を心地よいと感じている人が多いこと、治療をしないでも自然に消失することなどから死別に伴う正常な現象だと言われています。

では、なぜ誤認が起きるのか、私の場合を例にして考えてみたいと思います。

まず、誰かが亡くなるとその人にもう一度会いたいという気持ちが湧き上がることがあります。これは「思慕」と呼ばれ、多くの遺族に認められます。

私に関して言えば、死別直後に幼少時、父と自宅付近を散歩したことを思い出し「よかったな」と思ったことはありますが、その思いを引きずることはありませんでした。その後、父親の誤認を経験した半年間は通常の生活を営んでおり、特に思慕があったとも思えません。誤認がなくなった後も日常生活面での変化はありませんでした。したがって、表面上は死別後の新しい日常に適応できていたようにみえます。しかし、人間の心の表面が問題ないように思えても、自分で感じることのできない心の奥底は違うことがあります。

私の場合、心の深いところでは亡くなった父にもう一度会いたいという思いがあり、それが「誤認」として表れたのではないかと思っています。誤認がなくなったのは半年の間に私の心の奥底で再適応が進んだためでしょう。もう一度経験したいと思わないのもそのためだと思います。

誤認には、別の意味もあると思います。前述したように、多くの遺族が誤認は自分の助けになったと報告しています。私の場合も、〝父親〟が時折現れたことで悪い気分はしませんでした。ですから、誤認は死別で辛くなった心を慰める自己治療的な役割を果たしているのではないかと思います。心の奥底が死別による心身の疲れに気づいて、それを和らげるシグナルを送っているのかもしれません。私の心も知らず知らずのうちに疲れていたので、誤認というシグナルで和らげてもらっていたのでしょう。そう考えると、半年以後に誤認がなくなったことは、私の心が死別の影響から徐々に回復してきたことの表れなのだと思います。

死別が、私たちの心の奥深いところまで影響を及ぼすことを自分自身の経験から学びました。私のように専門家として多くの遺族の診療経験を有していても死別の影響から免れることはできないのです。また、自分でも気がつかないうちに心が影響を受けていることもあります。ですから、遺族ケアは欠かせないものなのだと改めて感じています。ただ、遺族は自分自身で新しい世界に適応していく力を持っていることも事実です。この力を生かしつつケアを進めてゆくことが大切だと考えています。

思い出せない

「結婚してからのことがどうしても思い出せません」

遺族は愛する人との死別によるストレスから様々な症状を訴えますが、〝思い出せない〟は初めてでした。なぜ、このようなことが起きたのでしょうか。

私が認知症の外来を担当していた時のことです。松岡俊明さん（六五歳、仮名）が妻の聡子さん（五四歳、仮名）に付き添われ来院しました。

診察室に入ってきた俊明さんは表情が乏しく、すり足で小股に歩き、手は小刻みに震えています。典型的なパーキンソン症状です。

ご主人に最近の様子を聞いてみたのですが、状況を的確に説明できないようなので、聡子さんから話を聞くことにしました。

聡子さんの話によれば、俊明さんは地域の人に慕われる開業医として地域医療に貢献していました。性格は温厚で真面目。家庭でも同様で夫婦仲もよく、二人は幸せな生活を送っていました。ところが、六〇歳を過ぎたころから内視鏡を持つ手が震えるようになります。同じ時期より物忘れも出現し徐々に進行します。手の震えと物忘れで仕事に支障が出たので、病院で検査を受けるとレビー小体型認知症の診断。この病気はアルツハイマー病に次いで多い認知症の一種で、症状としてはパーキンソン症状と認知症の症状が現れ徐々に進行します。パーキンソン症状のため手が震え、歩行もおぼつかなくなり、病状が進むと寝たきりになってしまいます。

俊明さんは医療を続けることが難しくなったので医院を閉じ、闘病に専念することになりました。松岡さん夫婦には子どもがいなかったので、聡子さんが全面的に介護を担うようになります。

その後、松岡さん夫婦は専門的な治療とケアを求めて認知症専門外来を受診し、当日の新患担当だった私が担当医となりました。

俊明さんは認知症の症状に加えてパーキンソン症状もあるので、介護にはかなりの負担がかかります。聡子さん一人の力で介護を継続できるか心配でしたが、彼女は聡明かつバイタリティーがあったので、様々な工夫を凝らしながら俊明さんの看病を続けます。

しかし、俊明さんの病状の進行を止めることは彼女の献身的な看病でも医学でもできません。俊明さんはパーキンソン症状が目立つようになり、動けなくなる日が近づいていました。

聡子さんは、夫の病状が悪化する前にいくつかの思いを遂げたいと考えていました。その一つが、夫を郷里の鹿児島に連れて行くことです。外来でその相談を受けた時、認知症患者さんを飛行機に乗せたことがなかったので心配でした。しかし、今の時期を逃すと二度とできないので、実行することにしました。

旅行当日は、夫婦だけで空港まで行ったのですが、空港に着くと航空会社の方々が車椅子を用意し、搭乗を援助してくださったこともあり、無事鹿児島に到着。故郷を訪れた俊明さんは懐かしそうに景色を眺めていたそうです。

聡子さんにはもう一つの希望がありました。それは夫を温泉に連れて行くことです。なぜなら、ご主人は温泉好きでしたが、病気のため連れて行くことができないでいたのです。この相談を受けた時、俊明さんはパーキンソン症状と認知症のため、電車での移動と一人での入浴は難しい状態でした。どうしようかと迷ったのですが、行くなら今しかないのでやるしかない、移動手段は電車がだめなら車があるということで意見が一致し、介護タクシーを頼んで温泉まで連れて行くことにしました。旅館を予約する際、パーキンソンと認知症を合併している患者さんを受け入れてくれるか心配でしたが、連絡を入れた旅館ではすんなりと受け入れてくれたそうです。

旅行当日、俊明さんと聡子さん、そしてヘルパーさんが車に乗って熱海の温泉へ向かいます。旅館に到着すると、俊明さんの状況を知った従業員の方々が手厚く出迎えてくれました。このころ、俊明さんはパーキンソン症状が進んで一人で温泉に入れませんでしたが、聡子さんの願いを知った従業員の方々が俊明さんを大浴場まで連れて行き、一緒にお風呂に入ってくれたので俊明さんは大好きな温泉につかることができました。

このようにして、聡子さんは俊明さんの希望をかなえていきます。この後はさらに動けなくなってしまったので、本当によいタイミングで実行できたなと思います。俊明さんは療養を続けましたが身体的な衰弱も進み、最終的には肺炎を合併し七二年の生涯を閉じます。地域医療に貢献した素晴らしい人生でした。

俊明さんが亡くなった後、聡子さんは遺族外来に通うことになりました。死別の悲しみと看病からの解放で虚脱状態となり、抑うつ的になる人が多いのですが、外来での聡子さんは悲しみを表に出す感じではなく、どちらかと言えば活発で、日常生活上も普通にこなしていました。

ところが、俊明さんが亡くなってからしばらくして、聡子さんは昔の出来事を思い出せないことに気づきました。よくよく考えると、結婚三〇年で思い出すのは看病していた最後の五年間のことばかりです。俊明さんとの幸せな生活の思い出がすべて失われてしまいました。

彼女からこの話を聞いた時、失われた記憶はご主人との結婚生活に限定していて日常生活上の問題はないので、脳の病気によるものではなく心理的なものだと判断しました。ですから、ある程度の時間ときっかけがあれば回復すると彼女に伝えました。しかし、記憶の喪失は意外に長引き、一年過ぎても戻りません。ただ、この間の聡子さんは落ち込むことなく、どちらかといえば活発な日常生活を送っていたのが救いでした。

それから二年近くたったころ、親しい友人からランチの誘いを受けます。場所は横浜のホテルのレストラン。何気ない気持ちでホテルに向かい、レストランに入り、指定されたテーブルに座ります。窓からは横浜港、山下公園そして氷川丸が見えます。その時、突然「ここは夫と来た場所だ。夫はここが好きで、何回か来たことがある」と記憶の一部が蘇ります。なんと、そこは夫が病気になる前に何回か通ったレストランで、かつ夫がお気に入りの席だったのです。さらに、夫の好物がポタージュスープだったことも思い出したので、それを注文しました。

記憶が回復するためのきっかけは、ホテルのレストランでした。聡子さんには、とても嬉しい出来事でした。友人にもその気持ちを伝え、喜びを分かち合ったそうです。

このことがあってから、失われた記憶はみるみるうちに回復し、数週間で結婚生活の記憶が戻っています。
記憶を取り戻した後、外来に来た聡子さんは「先生、思い出しましたよ！」と、ホテルでの出来事を嬉しそうに報告してくれましたが、その目には涙が浮かんでいました。彼女が外来で涙を見せたのはこの時が初めてです。その後の外来でも、夫との生活を懐かしみ、涙を見せることがしばらく続きましたが、しばらくすると元の活発な彼女に戻っています。

聡子さんは、愛する夫との死別後に楽しかった記憶が抜けてしまう症状が出現しましたが、友人の何気ない計らいにより記憶が回復しました。

以前のことを思い出せない、記憶が抜け落ちるなどの症状がある場合、まず考えるのは認知症です。しかし、認知症は最近の記憶がなくなることがほとんどで、かつ記憶以外にも計算力、物事を抽象的に考える力など大脳に備わっている機能が全体的に失われるため、日常生活に様々な障害が出てきます。

聡子さんは楽しかった結婚生活の記憶だけが選択的に抜けていて、ほかの記憶は問題ありません。日常生活は普通にこなします。むしろ同年代の女性よりも聡明で活発です。ですから、彼女の記憶喪失は認知症によるものではありません。

このような現象は解離（かいり）と呼ばれています。解離とは日常生活上の記憶の一部が自分の意識と切り離されている状態です。解離は苦痛な体験が意識に上らないようにして、心を辛い体験から守る防御装置のような働きをすると言われています。

しかし、聡子さんから失われたのは、辛い介護の時期ではなく楽しかった結婚生活二五年分の記憶です。この点は普通の解離とは異なります。なぜ、このようなことが起きたのか考えてみたのですが、ご主人の認知症発症から死別に至るまでの時期は聡子さんの人生にとって辛い体験であり、この時期に幸せな時代を思い出すことは認知症の介護から死別に至る時期をますます辛いものにしてしまうと無意識のうちに考えたため、楽しい時代の記憶が意識から切り離されてしまったのではないかと考えています。

ホテルのレストランに入った時に以前の記憶を思い出したのは、認知症の夫を受け入れることの辛さ、介護の辛さ、そして死別の辛さに少しずつ向き合うことで聡子さんの心が成長し、受け入れる余裕ができたからではないかと考えています。それを裏づけるものとして、記憶の戻らない時期の聡子さんに外来でお会いすると笑顔でいることも多かったのですが、記憶が戻るようになってからは泣く場面が増えています。これは辛くなったというよりも、辛い体験にも耐えうる心になったと考えたほうがよいでしょう。また、聡子さんは問題が起きた時に自分で考えて解決し、周囲の援助を素直に受け入れる能力にすぐれていることも回復に寄与していると思います。また、友人が偶然にもホテルに連れて行ってくれたことが、記憶を取り戻すきっかけとなっています。友人がいなければ、記憶を取り戻すことがもう少し遅れていたかもしれません。ですから、よい友人を持っていた聡子さん自身の人柄のよさも回復に寄与しているでしょう。

現在、聡子さんはトイプードルのワンちゃんと一緒に暮らしています。若いころに学んだピアノも再開しました。ご主人を失った悲しみは今でもありますが、着実に新たな歩みを進めています。介護時代のことを聞いたら「自分でも一番がんばった時期。あそこまで自分にできるとは思わなかった」と懐かしむように話してくれました。

身体に気をつけて

死別は私たちの人生で最もストレスの大きな出来事です。生活をともにした人が永遠にいなくなってしまうことから、遺族の生活習慣には様々な変化が生じます。

その一つに食生活の変化があります。特に、同居していた人を失った場合、愛する人のいない食事は寂しく、むなしさを感じるのでしょう。「夫がいれば一生懸命作るんだけど、一人だから簡単に済ませちゃいます」と寂しそうに述べる遺族は少なくありません。毎日食事を作っていた人でも、お惣菜を買うだけで簡単に済ませてしまうことが多くなります。外食ばかりになってしまった遺族もいました。理由を聞いてみると、家に帰ると亡くなった妻のことを思い出して辛くなるのでついついそうしてしまうようです。このような精神状態なので、食事が偏っているからと責めるわけにはいきません。ただ、そのままにしておくと栄養の偏りから高血圧、糖尿病、高脂血症などの生活習慣病を誘発しかねません。

アルコールの消費が多くなる人もいます。作家の城山三郎さん、国立がんセンター

（現・国立がん研究センター）名誉総長である垣添忠生先生は奥様を失った寂しさを酒で紛らわせていました。お二人ともかなりの量を飲んでおられたようです。私も酒のにおいがする遺族を外来で診察したことがあります。多量飲酒が身体によくないのは言うまでもありません。しかし、多くの人は死別を経験する前は飲酒での問題はなかった人がほとんどです。ですから、これは死別の辛さに心がついてゆかない結果だとも言えます。

医療を受けなくなる人もいます。検診などを勧めても「もう、いいんです」と、半ばあきらめている遺族もいます。「夫が亡くなっているのに、自分だけ検診を受けるのは申し訳ない」と考えている人もいました。

そのような状況なので、病院を受診していない遺族に対して採血を行うと高脂血症や高血糖など医学的な問題が明らかになった人もいます。

遺族外来に通う患者さんから「首にしこりがあるので診てください」と言われたので、何かなと思って診察すると、耳の下やや後方に固いしこりが触れました。これは腫瘍に違いないと思ったので頭頸部外科の専門医に診察を依頼すると耳下腺腫瘍と判明。この時は幸いにも良性腫瘍でした。また、ほかの遺族では初診時に首が妙に腫れているのに気づき、触ってみると固くゴリゴリとした感触。これは問題だと思って頭頸部外科に診察を依頼したらがんと判明。すぐに入院して手術のはこびとなりました。看病に一生懸命で自分の身体に変化が起こっていることさえも気づかなかったのでしょう。

ですから、遺族外来では精神面のみならず、身体面の変化にも気をつけるようにしています。食生活が乱れていれば食事の指導を行い、検診を受けていない人がいれば受けるように勧めます。採血をして高脂血症、糖尿病などの有無を確認することもあります。

身体面に気をつけている理由は、死別後の新しい生活に適応するために食事や睡眠そして身体面の健全さなどは日常生活での基本として欠かすことができないためです。

愛する人を亡くして間もないころは失意のあまり、もうどうなっても構わないという気持ちになって食生活が乱れたり、病院に行かなくなってしまったりするのは仕方のないことかもしれません。しかし、この状態が長期間継続した結果、知らず知らずのうちに生活習慣病に罹患し、気づかずにいたら脳梗塞や心筋梗塞など、いわゆる生活習慣病に由来する合併症が生じたら取り返しがつきません。がんも同様です。早期に発見して治療しなければ、治療が長期間にわたりますし、さらには生命を脅かす事態になりかねません。もし、このような状況になってしまうと、死別の辛さに加え、身体疾患の問題が生じるので、死別後の新しい生活への適応に支障が出てしまうでしょう。

ただ、内科の受診等新しい行動をとるとなると、新たに医療機関を受診し、自分の体調を述べ、かつ愛する人が亡くなったことまで伝えなければならないので心身のエネルギーをかなり消耗してしまいます。特に、死別からあまり時間のたっていない遺族は、死別のことを伝えるのが辛いのです。外来受診時の遺族が心身ともに疲れ果てた状態にあることを考えると「すぐに内科を探して受診してください」と伝えても受診につながらない可能性もあります。実際に、「病院に行って、新しく担当になった先生に夫が亡くなったことを話すのは辛い」と訴え、病院の受診を躊躇している遺族もいました。ですから、身体面のチェックを遺族外来で行えば、身体の病気から守ることができるのではないかと考えています。この方法で遺族に高脂血症、糖尿病そしてがんも発見し治療に持ち込むことができました。

死別後にはそのストレスの大きさから身体面の問題が生じても不思議ではありません。ですから、遺族外来では外来に受診した遺族の身体面にも配慮し、問題がある場合には専門家の診療をお願いしています。そうして、身体面の健康を保ちつつ、死別後の生活に適応できるような援助を行っています。

同室者との別れ

「患者さんが暴れています。来てください」

緊急の呼び出しです。呼ばれたのは呼吸器内科病棟。

現場に向かいます。病棟に到着すると、小柄で高齢の男性患者さんが大きな声を出しながら廊下を歩いています。

「鈴木さん、ここ数日大声をあげて病棟を歩き回ってます。私たちが、注意しても聞き入れてくれません」、担当の看護師が途方に暮れた様子で現状を報告します。

カルテを読んで病状を把握することにしました。当の患者さんは鈴木さん（六八歳、仮名）。二か月前に肺がんの診断を受け、入院しながら抗がん剤治療を受けていましたが病気は進行しているようです。

精神状態としては三日前から急に怒りっぽくなり、大声をあげて病棟を徘徊しています。周囲に迷惑がかかるので看護師が注意しても聞き入れず、逆に怒りだします。睡眠は数時間だけですが、それでも大丈夫なようです。

患者さんを何とかなだめ、彼の病室へ誘導します。

部屋に入るとベッドの上にメモ用紙が何百枚も置かれています。

「先生、見てください。新しい治療法を開発したので、一つ一つメモしているんですよ」

と自慢げに語り、メモを見るように勧めてきます。

「では、見せてください」

「どうぞ」彼からメモをもらいました。

メモ用紙には、自らが考案したという治療法が書かれていました。ただ、いずれも思いついた考えを殴り書きしたものばかりで、学問的な根拠はありません。

「最近の調子はいかがですか」と尋ねてみたところ、

「病気ですか。よくなってますよ。今は最高です」と声高に語ります。

気分が高揚し、他人の注意が耳に入らず、睡眠をとらなくても活動が可能で、様々な考えが頭に浮かぶようです。

臨床的には躁状態と診断しました。患者さんが病気の告知や病状の進行の知らせを受け抑うつ的になることはしばしば認められますが、躁状態になることはまずありません。

いったん病室を離れ、看護師と家族から最近の様子を聞くことにしました。

まず、看護師から話を聞きます。

「もともとおとなしい人だったんです。こないだまでいた四人部屋でも周囲の人と仲よく生活していました。急に私たちの話を聞いてくれなくなったので困っています」

「最近、何かなかった？」

「そういえば、入院中に仲よくなった患者さんがいて、部屋も同じで病気も肺がんだったから、お互いに病状を話し合って、励まし合っていたみたいでした。ただ、その患者さん、二週間ぐらい前に病状が悪化して、個室に移動した後、亡くなってしまったんです。それが一週間前です。本人もそのことを知って数日間は沈んでいたんですが、それから急に暴れだして……」

次はご家族に聞いてみます。

「ご家族から見て、何か変わったことはありませんでしたか」

「父はもともと真面目でおとなしい性格です。友人はあまりいません。二年前に退職してから普通に暮らしていました。このようになったのは初めてです。ただ、今はあのように叫んで私たちの言葉も耳に入らないようですが、時々『おれは、あの部屋に入らないぞ』と言ってます。友人が亡くなった個室に入るのを嫌がっているみたいでした」

今までの経過をまとめると、患者さんは肺がんで治療中に同じ病気で闘病中の友人の死別を経験し、その後に躁状態を発症しています。

現在の症状の改善には薬物の使用が必要と判断し投薬を開始。幸いにも薬物療法がよく効いて、数日後より大声をあげなくなり、周囲の人と冷静に会話を交わせるようになり、二週間で元の穏やかな人柄に戻りました。ベッドの上にあった〝治療法〟のメモもなくなっていました。

精神状態の安定後、彼から当時の話を聞くと、同じ病気で闘病していた友人の死はとてもショックで、自分でも気持ちが高ぶっているのは分かっていたが、それを抑えることができなかったようです。

がん患者さんたちは治療を通して、同じ病気で闘っている人と親しくなることがあります。メールや電話番号を交換して情報の交換をしたり、お互いに励まし合ったりしています。ランチをともにしている人もいるようです。共通の病気を有するものとして得られたつながりは深いものがあります。お互いに共感し合える点では、心の安定のためよい方向に作用します。ただ、病気の性質上、どちらか一方が亡くなることも稀ではありません。がん治療を受けている患者さんも死別を経験するのです。

鈴木さんの場合、親しい関係を結ぶのが得意ではなかったようですが、共通の病気を通じて知り合った患者さんと親しい関係を築いて、心の安定を得ていたと思われます。しかし、その患者さん、つまり自分と同じ病気の人が亡くなるのを目の当たりにしたのですから、心への衝撃は計り知れません。自分の死と重ね合わせて考えてしまい、不安と恐怖が襲ったに違いありません。精神症状を呈したとしても不思議ではないのです。

ですから、入院中の患者さんが死別を経験したことが判明したら、家族や医療関係者は患者さんの精神状態に注意し、必要と判断したなら適切なケアを行うことが必要です。具体的な方法としては、患者さんの語りに耳を傾けることだと思いますが、それだけでも同じ病気で闘っていた友人を失って不安と恐怖の中にいる患者さんにとって救いになると思いますし、死別に伴う精神疾患の発症も抑えられるでしょう。

今も病院では日々多くの人が亡くなっています。そのたびに、死別を経験する患者さんたちがいるはずです。これからは、患者さんの経験する死別への対策をとることが、患者さんをトータルにケアする上で必要になってくるでしょう。

鈴木さんが、うつ状態でなく躁状態を発症した理由は分かりません。しかし、多くのがん患者さんを診察する中で衝撃的な知らせを受けた後で躁状態や幻覚妄想状態を発症する人がごくわずかですがいるのも事実です。その点では専門家として、十分な対応を心がけています。

数か月後、肺がんは徐々に進み、呼吸困難と痛みが彼を苦しめ、残された命の時間は少なくなっていました。そんな状態が続いていたころ、彼から病室へ来てほしいと呼ばれました。苦しいのかと思って訪問すると、本人は意外なほどすっきりとした表情です。

「どうしたのですか?」

と尋ねたところ、彼は私のほうを向き、真剣な顔つきになり、

「先生、今日は今まであった息苦しさや痛みがほとんどないんだ。苦しさがなくなったから、残された命は短い。自分はもうすぐ死んでゆくと思う。そこで先生にお願いがある。自分が亡くなるまでを観察し、記録してほしい。それを医学研究に役立ててほしい」と言うのです。気持ちが高ぶることもなく、冷静に話をしていました。身体の痛みを感じないのは、エリザベス・キューブラー゠ロスの言う「解脱(げだつ)」の段階に入ったのでしょう。

「分かりました。観察して記録に残します」と答えたところ、彼は安心した様子でした。

その後、二週間は病棟でゆったりと過ごし、その後の一週間は意識がもうろうとし眠るように亡くなってゆきました。穏やかな最期でした。

友人の死で精神状態が悪化した鈴木さんでしたが、それに屈することなく友人の死を受け入れ、自らの死に際しては、それを十分に理解した上で、かつ死の過程を他人の役に立てることを希望してこの世を去ってゆきました。死の間際まで人間が成長することを確認できた人の一人です。

二重の苦悩、そこからの再生

　愛する人との死別。人生で最も辛い出来事です。さみしさ、悲しみに加え、生活環境が大きく変化するので、適応には様々な苦悩を伴います。しかし、その途中で再び死別を経験したらどうなってしまうのか。遺族は二重の苦悩を背負い、再び大きく変わってしまった世界に適応しなければなりません。ただ、私たちの心には回復する力が備わっていることも事実です。

　ここでは痛ましい死別を続けて経験した遺族が新しい人生に向かって再び歩みだすまでの経過を述べたいと思います。

　遺族外来にやってきたのは中田正子さん（四八歳、仮名）。診察室に入ってきた彼女は生気がなく、心身ともに疲れ切っているようです。

「担当の大西です。よろしくお願いします。今日、お越しいただいたのは遺族外来ですが、どなたを亡くされたのでしょうか」

彼女はうつむいたまま、小声で話し始めます。

「はい、夫を亡くしました。遺族外来は辛そうにしている自分のことを知った友人から勧めてもらいました。最初は自分に必要ないと思って断りましたが、四十九日が過ぎても辛い気持ちがとれないので自分で予約してここに来ました」

かなり辛そうです。死別体験を話すことで辛くなる可能性もありますが、問題を明らかにするため、彼女が話せる範囲で聴いてみることにしました。

「ありがとうございます。では、ご主人が亡くなった経過について話せる範囲で教えてください」

「はい。朝、バタンという大きな音で目が覚めました。何だろうと思って音のするほうへ行くと夫が浴槽の中で倒れていました。大変なことになった、浴槽から引き上げようと思ったのですが、私の力ではすぐにできません。やっと引き上げた時は息をしていませんでした。救急車を呼んで救命センターに搬送してもらいましたが、病院に着いた時はすでに亡くなっていました」

高度の技術と設備を持った救命センターでも救えなかったのですから、ご主人の身体には致命的な問題が生じたのでしょう。

中田さんはさらに続けます。

「それからは、家の中で音がすればびくびくするし、お風呂に水を張って入れません。救急車の音を聞くと心臓がドキドキしてきます。夜も眠れません。三時、四時と目が覚めてしまいます。昨日までは兄弟が泊まってくれたのですが、今日からは一人です」

彼女は夫が倒れてから亡くなるまでの一部始終を目にしているので、相当のストレスがかかっているはずです。救急車のサイレンや大きな音がするとびくびくしたり、お風呂に入れなかったりするのは、夫の死に関係していることで心が深く傷ついた際の典型的な症状です。衝撃的な体験が彼女の心を深く傷つけてしまったのでしょう。ただ、自分に起きたことをある程度客観的に話すことができるので、もう少し聴いてみることにしました。

「ほかに何か困っていることがありますか」

するど、彼女はうつむきながら、

「実は……。二年前に娘を亡くしています」

「えっ、どうしたのですか?」

「娘は二年前に結婚しました。けれど、結婚直後から娘の夫が豹変して、心と身体への暴力が始まったんです。娘の夫は少しのことで怒り、連日のように娘を罵倒し、正座を強要して二時間も説教していました。罵倒の内容があまりにもひどく、娘から助けを求めるメールが連日のように来るので何とかして救い出そうと考えて、娘の夫がいない間に私たちの実家に連れ戻したのですが、その一〇日後に自殺してしまったのです。私は二人とも救えませんでした」

幸せな結婚をしたはずの娘に突然生じた夫婦間暴力。何とか救い出したものの一〇日後に自殺。かつ、その原因は不明。悲劇的な死から新しい日常に適応する過程は心身ともに辛かったでしょう。ただ、その時には夫がいました。しかし、今度は夫が突然に死亡。愛する家族を短期間に二人も失った中田さんは、どう歩んでゆけばよいか方向性を失っているようにみえました。

長年精神科医をしていると様々な経験を積むので、世の中では何でも起きるのは分かっているはずでした。とはいえ、こんなことが世の中にあるのでしょうか。彼女は娘の夫婦間暴力被害、救出後の自殺、そして夫の突然死と短期間で多くの喪失を経験しています。ここまで多くの喪失が続くと彼女の苦悩を和らげるための適切な答えが見いだせませんし、言葉にもなりません。しかし、彼女は救いを求めて遺族外来に来たのです。私にできることは、中田さんの話を聴くことと診療を続けることしか思いつきません。ともかく、次回の外来を予約し診療の保証だけ行いました。

一か月後、来院した中田さんは前回同様に辛そうです。

この日は、娘さんが受けていた精神的な被害について教えてもらいました。

まず、娘さんから送られてきたメールの内容を見せてもらいましたが、それは悲惨なものでした。娘さんに対し、とるに足らない女であると繰り返す。少しでも気に入らないことがあるとすべて娘さんのせいであると声高に主張し、数時間にわたる罵倒が続く。娘さんも我慢の限界にきて、夫に忠告すると「俺が悪かった」といったんは謝りおとなしくなるが、数日すると再び罵倒が始まることの繰り返しが続いていたようです。家庭内暴力でしばしばみられる言動パターンでもありますが、ここまで人格を否定し、攻撃する夫には病的なものを感じます。娘さんから連日のように連絡を受けていた中田さんもどう対処すればよいか分からず辛かったと思います。

診療のためとはいえ、亡くなった状況を伝えることは当時を思い返して辛かったと思います。しかし、感情的にならず適切に話すことができる中田さんに一縷(いちる)の希望を感じました。

二か月後、中田さんは再び悲痛な表情で外来にやってきました。

「何かありましたか?」

「はい。実は、夫の車を整理していたら、ダッシュボードから娘の遺書が出てきたんです」

「何か書いてありましたか?」

「娘は妊娠していました。遺書には『おなかにいる赤ちゃんと一緒に……』と書いてあったのです。妊娠が分かって絶望し、自殺の道を選んだのでしょう。夫は私を気遣って伝えなかったのだと思います」

人間性を否定するような言動をとり続ける夫からやっとのことで逃げ出し安心したのもつかの間、夫の子を妊娠していたことが判明。娘さんはどうすることもできないと絶望してしまったのでしょう。普通なら妊娠はおめでたいこととして祝福されるはずです。それが、自殺への引き金となるとは……。

遺書を見たご主人も愕然としたと思います。しかし、この事実を中田さんに伝えると立ち直れないと考えたのでしょう。遺書を中田さんに見せずに一人で悩み続け、亡くなってしまった。

返す言葉もありません。どう話せばよいのか迷っていると、

「今、夫は天国で娘を慰めていると思います」

と彼女は言ったのです。驚きました。

彼女は地獄を見たはずです。しかし、この悲惨な状況でも運命を恨まず、亡くなった夫と娘に思いを馳せる力が残っていました。

希望の光が見えました。

その後は徐々に落ち着きを取り戻しつつあります。どのような日常か尋ねたら、仕事の時にはそれに専念し、娘と夫のことを考える時には思い切り泣くなど、生活にメリハリをつけているとのことでした。

中田さんは娘さんのDV被害後の自殺と夫の急死を続けて経験しましたが、新しい日常に適応しつつあります。なぜでしょうか。その理由を考えてみたいと思います。

まず、中田さんにはこの状況でも生きてゆく明確な意思がありました。「夫が天国で娘を慰めている」と語った言葉には、亡くなる前に一生懸命生きた娘と夫の姿を見届けた、その精神は自分の心の中に受け継がれている、だから自分も一生懸命生きるという明確なメッセージが込められています。遺族外来を受診したのもその意思の表れでしょう。

次に、困った時に一人で悩まず周囲に援助を求める力があります。死別からの立ち直りがよくないと考え、すぐに自分で遺族外来を予約したのがその表れです。

さらに中田さんは遺族として過ごす時と、そうでない時を明確に分けています。死別の悲しみと大きく変化した環境に心が適応する過程は、楽しい日常を考える一方で辛い過去へ引き戻される波の中で展開されるものなのです。

そして最後に、中田さんは過去にこだわることをしません。過去を変えることはできないことと、そこにこだわっていても新しい環境に適応できないことを十分に理解しているのでしょう。

　これらができたからこそ、彼女の現在があるのです。

　現在の中田さんは悲しみに暮れることはありますが、着実に新しい人生を歩み始めています。知り合いとコンサートへ行ったり、一人で旅行に出かけたりと生活の幅も広がってきました。先日、娘さんの命日に、思い切って自殺した場所に行ってみたら、そこは「娘が最後にたどり着いた場所」だと感じたそうです。悲惨な場所は人生最後に安心を得た場所に変わっていました。これは彼女の心の成長を表すものです。

　悲惨な状況にあっても人間の心にはそこから回復し、かつ成長する力がある。中田さんの生きざまから教えてもらいました。

二重の苦悩、その後

愛する人を立て続けに失うという悲劇があったにもかかわらず、中田正子さんは人生の再出発に向けて着実な歩みを続けていたのですが、再び問題が起こりました。

なぜならご主人が亡くなってしまった後、会社から退職金が出なかったのです。その理由を会社に尋ねると「あなたのご主人はパートだったから」とあっさり言われてしまいます。ご主人は長きにわたり会社に貢献し、それなりの地位もありました。それを説明しても相手にしてもらえなかったそうです。

愛する夫の地位が認められなかったことで、中田さんは再び傷ついてしまいました。そこで彼女は夫の名誉を取り戻すため、労働基準監督署に労災の申請を行うことにしたのです。中田さんは行動力を生かして、自ら労災の支援を行っている団体に行き支援を求めます。

しかし、相談を重ねても彼女の思い通りに事が運ばず審査の時を迎えます。どうなるだろうと不安に駆られていると労働基準監督署から「労働者とは認めない」との判定が出てしまいました。

私も結果が気になっていたのですが、普通に考えると労働者と認められると思っていたので、負けたとの報告を受けた時、その理不尽さに愕然としました。

なぜ、審判を気にしていたかと言うと、審判で負けてしまってはご主人の名誉が回復しないので遺族ケアにならないのです。ですから、何らかの策を練る必要があります。

中田さんも夫の地位が認められなかったことでとても落ち込んでいました。支援団体との交渉も上手くゆかず、自分の主張が書類に反映していなかったことを後悔していました。

その上で、「どうして負けたか分からないので労働基準監督署に説明を聞きに行ったら、説明の代わりに『これを読めば分かりますから』と分厚い書類をもらいました。あまりにも分厚いのでどこを読んだらよいのか分かりません」と認定が下りなかった内容がよく分からないことにも失望していました。

しかし、この言葉を聞いた時、これならチャンスがあるかもしれないと直感しました。なぜなら、私の前著にも出てきた大学の同級生である井垣弘弁護士から、「法律は国民の半数以上が決めたことだから、市民の感覚と合っている」「法律のことを簡単に説明できない人は深く分かっていないんだよ」と聞いていたためです。普通に考えておかしいと思うことに対して、労働基準監督署の人は「不認可」の審判を出した当人にもかかわらず、その理由を簡単に説明できないということはこの案件についての深い理解がないまま審判を下した可能性があります。また、支援団体の書類が十分に整っていなかったことも審判に影響した可能性もあります。

そう考えると、もう一度申請を行うべきだと判断するとともに、今の支援団体は今回のケースに関しては力不足なので法律の専門家の力が必要だと考え、支援団体をやめて井垣弁護士に依頼するのはどうかと持ちかけたところ、中田さんも同意してくれたので早速、井垣弁護士に連絡してみました。

井垣弁護士に今までの事情を説明したところ「それはひどいね。俺やるよ」と二つ返事で受けてもらったので、中田さんには井垣弁護士の事務所に行って相談してもらうことにしました。中田さんと井垣弁護士に加え、井垣弁護士の部下である松本弁護士の三人は打ち合わせを重ねた上で書類をまとめ、県に再申請を行いました。不認可の判定が出てから半年。今度は正式に認められると自信を持っての提出です。私は法律のことは分かりませんが、井垣弁護士が大丈夫と言ってくれたので間違いなく勝てると確信し朗報を待っておりました。

ところが数か月後、中田さんから「また負けたんです」との知らせ。間違いなく認定されると思っていたので、この結果はかなりショックでした。中田さんは「やるだけやったので仕方ないと思います」と半分あきらめていたようですが、それでは彼女の心は浮かび上がらないでしょうし、こちらも納得できません。

なぜ負けたのか理由が分からないので、井垣弁護士に連絡してみました。

「井垣先生、今回はどうして負けたの？」

「うん。今回は三対二の判定で負けている。ただ、文書をよく読むと認可していない三人のうち一人の文章はかなり迷って不認可の判定を出した可能性が高い。これなら、国に申請すれば結果が覆る可能性がある。負けたら裁判に持ち込む。こんなことがまかり通ってはいけない。これは勝たないとだめなんだ」

「ありがとう。よろしくお願いします。先生だけが頼りですから」

井垣弁護士は不認可だったとはいえ、その判定内容を鋭く見抜き今後に備えていました。やはり、彼は優秀です。法律に関して素人である私に分かりやすく説明してくれます。

中田さんと井垣弁護士、松本弁護士は再び打ち合わせを重ねて申請書類をまとめ、今度は国に提出することにしました。彼女は二回連続して申請を却下されているのでやや自信をなくしていて、審判で自分の思いを十分に述べられるか心配していましたが、「自分の思っていることをしっかり話せば大丈夫」と説明しました。もともと自分で切り開く力のある人です。私にできることは、彼女を支持し裁判の時に落ち着いて答えることができるよう指導することだけでした。

審判当日、中田さんは自分の思いを十分に吐露し、井垣弁護士もそれを法律的に後押ししてくれたようです。あとは結果を待つだけです。ただ、二回却下されていることは、先行きが必ずしも明るくないことを示しているようで、何となく落ち着かない日々が続きました。

数か月後、クリスマスの日。

メールが来ました。誰かなと思って開いてみると中田さんからです。

「すみません。お休みの日にメールするのは迷惑かと思いましたが、嬉しくてメールしてしまいました。労災が認定されました。母の介護で帰省していたのですが、井垣弁護士さんより連絡をいただき知りました。一生忘れられない大きなクリスマスプレゼントをいただいた気分です」との連絡！

ご主人の地位が正式に認められました。中田さん、井垣弁護士、私にとって素晴らしいクリスマスプレゼントになりました。遺族ケアとしても一つの山を越えました。

遺族外来で労災の支援をするなど自分では考えもしなかったのですが、実際に体験してみるとこれには重要な意味があります。

中田さんは遺族になって精神的に辛い思いをしている時、「あなたの夫は正社員ではなかった」と言われてしまいます。抗議しても会社は全く受け入れてくれませんでした。いくら正しいと思って主張しても、個人の声は組織の論理の前に踏みにじられてしまうのです。このような場合、遺族の辛さを和らげるには精神科医だけの力では不十分です。最も大事なことは、ご主人の地位を認めてもらうことです。そうなると、法律に訴えるしかないのです。

法律に訴えることは医師である私にはできません。法律関係の問題解決には弁護士の力が必要ですが、法律に詳しいのはもちろんのこと、当事者の気持ちを十分にくみ取った上で医療者の希望も聞き入れてくれる弁護士でなければ連携をとることができません。そのためには医療者が優秀な弁護士を知っておく必要もあるのです。私は幸いにも優秀な井垣弁護士が知り合いなのでとても助かっています。

私たち一般市民は何か問題が起きた時に法律家に相談するという習慣がほとんどありません。問題が起きた時に法律家に相談するという手続きをとらず泣き寝入りになっている人も多いのではないでしょうか。

遺族には様々な社会的問題が生じた上に理不尽な扱いを受けて苦しんでいることも多くみられます。力の強い人が弱い人を踏みにじるような社会はよくありません。そのために法律の力で修正してもらう必要があるのです。遺族に問題が生じた時に法律の専門家に今より気楽に相談できるシステムができるといいなと願っています。

中田さんのご主人の名誉は回復しました。まだ、問題は山積していますが、彼女は新しい環境に適応する力を持っていますから少しずつ解決してゆくでしょう。遺族外来はそのきっかけをつくることができればと思っています。

なぜ、医療以外の専門家と連携をとるのか？

今まで、死別をきっかけとして様々なトラブルが起きていることを述べてきました。遺族の中には死別で悲しんでいるのに、周囲から心ない言葉を浴びせられ辛さが増している人も稀ではありません。遺族ケアにとって大きな問題です。そのような時は遺族の話を聴き、トラブルの状況とそれによって生じている苦悩を理解した上で問題点を整理し、遺族と一緒に解決方法を探ります。遺産分割をめぐるトラブルに巻き込まれる遺族も少なくありません。そのようなトラブルを抱えている遺族に対しては、相手のペースに巻き込まれて不利な状況に陥らないよう精神・心理面でのアドバイスをしていますが、時には弁護士を頼むほうがよいとアドバイスをしたり、弁護士を紹介したりすることもあります。

このことを講演会で話した時、医療関係者がそこまでやるのかと質問を受けたこともあります。確かに、私がしていることは医学上のやりとりではありません。医学から法学へのバトンタッチとでも言えばよいでしょうか。しかし、私としては明確な目的を持って行動しています。それは苦悩のさなかにある遺族の辛さを少しでも軽くすることです。

遺族は死別を経験したことで今までの世界が大きく変わっています。それだけでも辛いのに、親族同士や遺産配分を巡るトラブルに巻き込まれ、さらに辛い思いをしています。相談相手がいればよいのでしょうが、多くは相談すべき相手が亡くなっているので、孤立無援な状態となっています。かつ、相手は多くの場合、多人数で攻めてきます。たとえ相手が理不尽な要求をしてきたとしても、一人で対応したら勝ち目がないようにみえます。

診察している私たちからすると、死別が人生における最も大きな問題であるため、それ以外の問題で苦しんでほしくありません。しかし、親族や遺産の問題で悩んでいる遺族のなんと多いことか。その辛さのため、遺族として新たな世界に適応する道のりが阻害されています。遺族ケアを後退させていると言っても過言ではありません。

ですから、これらの問題で悩んでいる遺族に対しては何らかの対策をとる必要がありますが、私たち医療従事者は法律問題の解決ができないので専門家に依頼しなければなりません。

しかし、ここで問題が生じます。医者は、患者さんに自分の専門外の医学的問題が起きていると分かった時、その分野の医療者に手紙を書いて診察を依頼するシステムがあります。患者さんは、ほかの分野の医者を受診するに際して、自分で医者を探す必要はありません。しかし、患者さんが法律など医療以外の問題で困っている時は、その分野の専門家に依頼するシステムがないので、スムーズな連携が行われないのです。

親族問題、遺産問題を抱えている遺族は、死別で辛い思いをしている上に相手側から罵詈雑言を浴びせられ心身ともに疲れ切っていて、自らの力でトラブルを切り抜ける力はほとんど残っていません。また、弁護士に依頼することが問題解決の糸口になると分からずにいることが多く、たとえ必要性を理解していても、どの弁護士に依頼したらよいか分からず悩んでいることもあります。

法律家へ依頼するシステムがないがために、苦境に陥っている遺族に援助の手を差し伸べずにいることは、問題解決を先送りにしているのみならず、事態を悪化させることにつながりかねません。事態が悪化すれば問題が大きくなり、遺族の辛さが増すだけです。ですから、問題をいち早く解決し、苦しみを和らげるには、事情が分かっている私が法律家を紹介したほうが早いのです。

そうして弁護士に頼むと、専門的な立場から問題点を整理し、解決への道筋を示してくれるので、遺族が安心できるのです。ただ、弁護士に頼んでもすぐに解決がつかず、交渉が長期間にわたることも少なくありません。ですから、遺産の問題は難しいのでしょう。

今まで、弁護士に頼んだ事例を振り返ると、結果的によかったと思えることがほとんどなので、私のやり方は間違っていないのだなと思っています。

遺族の依頼を引き受けてくれる弁護士の方々は、職業とはいえトラブルの真っただ中に入ってゆくので大変だと思いますが、真剣に問題に取り組んでもらえるので、本当にありがたいことだなと思っています。

私の場合、困った時に依頼を受けてくれる井垣弁護士の存在は大きいものがあります。彼は私が問題を提示すると即座に理解し、分かりやすい言葉で状況と問題解決のための道筋を説明してくれるので、私も先を見通して診察ができるので大変助かっています。彼に言わせると「あのさ、俺も、お前も困っている人がいたら我慢できないんだよね。おせっかいなんだよ」とのことです。

困っている遺族がいる限り、おせっかいはこれからも続くでしょう。しかし、遺族外来受診者では法律家に頼んだほうがよいと思われる困難を抱えている場合が多いこと、そして私たちが行っている〝おせっかい〟に思える行為で救われた人たちがいることを考えると、医療者と法律家のスムーズな連携が今後の社会の仕組みとして必要であることを示していると思います。

遺族外来からみえてきた医療と法律家の関係はこれからも進めてゆくつもりです。

3

遺族とのかかわり

「聴く」ことの大切さ

私が二年の臨床研修を終え、精神科医として歩みだした時のことです。

当時の教授は松下正明先生。横浜市大の精神科教授を務めたのち、東大医学部教授、東大病院院長と要職を重ねた日本の精神医学会を代表する医師です。

その先生が当時、数人の精神科医と患者さんとの対話について議論している時、「私は患者さんの話を聴けるまで二〇年かかった」と言うのです。

聞いた時はびっくり。

『二〇年もかかるの？　もっと早くできるはずだが』

と心の中で思いました。

その後、様々な臨床場面で患者さんの話を聴いて三〇年以上がたちましたが、もっと早くできると思ったのは私の思い上がり。松下先生の話は正しかったのです。松下先生は、二〇年かかるとおっしゃいましたが、自分はもっとかかりました。

安心して話せるかな？と思えるのに二五年。三〇年以上たった今も、日々鍛錬の毎日です。二〇年で聴けるようになった松下先生はさすがとしか言いようがありません。

先日、松下先生にお会いする機会があったので「私が新人のころ、先生が『話を聴けるまで二〇年かかった』とおっしゃった時は信じられない気持ちでした。でも、確かに二〇年以上かかかるんですね」

「そうだよ。二〇年はかかるんだよ」

当時の考えは全く変わっていませんでした。

最近は患者さんの話を聴くことの重要性が認識され、講演でも強調されることが多くなりました。ただ、それらの講演を聴いていると、時に不思議に思うことがあります。演者によっては「話を聴いてあげるようにしましょう」と解説しています。また、「どうやって聴いてあげたらよいですか？」と質問する人もいます。講師、質問者ともに勉強会の演者と聴講者です。真面目で患者さんのためを考えている人たちです。ただ、どうしても「聴いてあげる」という言葉を聞くと違和感を覚えてしまうのです。

なぜか。

そこで「聴く」と「聴いてあげる」の違いについて考えてみました。

「あげる」という言葉を調べてみると「他者に対し恩恵として行う」と書いてあります。

「恩恵」はありがたい恵みを意味するので、「恵みを与えている」ことになります。つまり、「聴いてあげる」は「聴く」恵みを与えていることになります。恵みを与えているのですから、自分は安全な場所にいて、上から目線で困った人の話を〝聴いてあげよう〟という形式になります。患者さんが抱えている問題に真剣に取り組む姿勢が感じられません。これが違和感となるのでしょう。

これに対し「聴く」には患者さんの苦悩に向き合い、ともに問題解決に取り組む姿勢が見えてきます。上から目線ではなく、ほぼ同じ立ち位置にいます。患者さんとの関係性も近すぎず、遠すぎず程よいものがあります。これなら患者さんが抱えている問題も解決の方向へ向かうでしょう。

その上で、遺族外来での「聴くこと」について考えてみたいと思います。

この外来に来る人たちは大切な人を失い、心に大きなショックを受けた上に生活環境も大きく変わってしまうので、大きな苦悩の中にあります。遺族本人は苦悩を誰かに話したい、今起きている状況を説明してくれる人がほしい、苦悩から少しでも解放され楽になりたいと切に願っています。遺族外来は、そんな苦悩を背負いながらやっとの思いでたどり着いた場所です。ですから「聴くこと」には細心の注意を払うべきなのです。「聴いてあげる」といった態度で臨んだとしたら、遺族は絶望しかねません。

「聴くこと」ができるようになるには時間がかかります。私の場合、医師歴が三〇年を超えた今でも完全とは言えません。一生をかけて学ぶべきものでしょう。

「聴いてあげる」ことは、目指している方向が全く異なります。これをいくら行っても「聴く」力は伸びません。むしろ、苦しみにある人をさらに苦しめてしまう結果になりかねません。私たちは日々の臨床活動を通じて「聴く」力をつけてゆくべきです。それが目の前にいる辛い人を救う力になります。

「聴く」ことの大切さは分かりました。

では、いったいどうやって何を聴けばよいのでしょうか。

若いころ、松下先生の診察を見学させてもらいました。彼は患者さんの話を聴いて時々日常会話をするような形で質問をします。何十分か過ぎて診察を終えた後、患者さんの精神状態、そして診断に至る理由を教えてもらいました。

当時は「なんで聞いているだけで診断が分かるのかな?」と不思議でしたが、話を聴きながら患者さんが送ってきた生活、今の精神状態を分析し、足りない部分を質問していたのだと思います。

これが最高レベルの診察です。

では、具体的な方法に移りたいと思います。

まずは遺族に自由に話してもらうのですが、話しやすいように「まず、今の状況をお話しください」と伝えます。私たちは本人の話を先入観なしに聴くことから始まります。死別直後の場合、その衝撃の大きさから混乱している人もいますが、そのまま話を聴きます。その中で、失った人は誰か、その人とどのような関係だったのか、どのような生活を送っていたのかが明らかになります。その後、亡くなった人の治療経過、亡くなってからの心の動き、死別からの時間経過、援助者の有無、親族間トラブルの有無など遺族の背景が徐々に明らかになってゆきます。理解を深めるためであれば、適宜質問を挟んでもよいと思います。

患者さんの話を聴き終わった後は、何に悩んでいるのか治療者が知り得たことを伝え、問題点を共有します。もし、そこで違っていることがあれば修正を行います。

「話を聴く」という行為は混乱の極みにある人に対してその人の歩んできた人生を振り返り、新しい人生を歩むための土台を作成する作業です。特に初回は慎重に行うべきです。

話を「聴く」行為では、継続性も大切です。死別によって今までの生活が一変した家族は混乱のさなかにいます。思考の糸がもつれた状態にあるようなものです。初回の聴くという行為でもつれた糸の一部が解けたとしても、すべてが解けるわけではありません。継続的なかかわりによってより多くの糸をほぐしてゆく必要があります。

また、遺族の中には初回の診察から半年ぐらいたって「実は」と今まで心に秘めていた問題を話す場合もあります。なぜ、今まで話さなかったか尋ねると「こんなことも話してよいのか?」と躊躇していた人もいました。ただ、その問題が自分にとって今後の人生を左右するような問題だったこともあります。ですから、継続的なかかわりが欠かせないのです。

こうして、継続的にかかわる中で本人の問題解決能力が次第に上がってきます。当初は亡くなった人のことで頭が一杯になっていた人が、日常と悲しみの両方を上手に使い分けることができるようになります。大切な人を失った悲しみは消えませんが、亡くなった人のことを想いながら自立した生活ができるようになってくるのです。

話を聴くことは遺族が新しい生活へ踏み出すために欠かすことはできません。時間をかけてその力を養うことが必要です。

悩まなくてよい

　外来にしばらく通っている遺族と話していると、「先生、ご相談があるのですが」と突然言われました。

「どうしたのですか？」と尋ねてみたところ、

「実は……」

「先生、私のせいで夫は早く亡くなってしまったんです。主人に申し訳ないことをしました」

　この遺族はご主人を一生懸命看病していました。それなのに自分を責めています。

「どうしたの。話せる範囲で話してください」

　遺族は苦しそうな表情で話を続けます。

「夫が痛みに苦しんでいた時、担当の先生から『痛みをとるためにモルヒネを使います』と言われたので、どうぞと答えました。でも、モルヒネを使うとすぐに具合が悪くなって、死んでしまったんです。私がモルヒネの使用に同意しなかったら、夫は早く死ななかったのに……」

「モルヒネを投与して、ご主人の痛みはどうなりました」

「はい、楽になっていたようです。でも、その後体調が悪くなったんです」

この遺族は自分が使用に同意したモルヒネで夫が亡くなったと思って、かなり長い間、罪の意識に苛まれていたようです。今日まで誰にも言えずに悩んでいたようでした。

遺族外来では、愛する人を失ったことから生じる様々な悩みが語られます。その中で多いのが治療に関する後悔です。経過中には様々な治療の提案があり、家族は何らかの形で選択にかかわっています。しかし、その結果として愛する人は亡くなっています。ですから、治療選択に関する後悔は、「自分のせいでこうなってしまった」と遺族を長い間苦しめるのです。

ただ、この悩みを打ち明けられた時、「何か変だ」と思いました。多くの場合、患者さんはモルヒネ（医療用麻薬）を服用することで身を切るような痛みから解放され、心は穏やかになり身体も楽になります。医学的に管理された状態であればモルヒネ投与そのもので亡くなることはまずありません。今回の場合、おそらくモルヒネの投与時期と全身状態の悪化時期が偶然に重なっただけなのだと思います。ですから、モルヒネで痛みをとるという遺族の選択は医学的に正しく、間違った思い込みで自分自身を責めていることになります。自分の責任だと思い込んでいるため、誰かに尋ねる機会もなかったのでしょう。遺族外来に来てもしばらく言えなかったのもそのためだと思います。今日話すのもよほど勇気が必要だったに違いありません。

遺族には、「今まで一人で悩んで大変でしたね。モルヒネ投与を選択したことは間違っていません。ご主人の痛みはモルヒネで楽になっています。モルヒネを普通に投与していれば亡くなることはまずありません。もし投与していなかったら同じ時間痛みに苦しんで亡くなっていたと思います」と説明すると「そうだったんですか……。自分のせいで夫が亡くなってしまったと長い間、自分を責めていたのですが、選択が正しかったと知っても安心しました」と安堵の表情を浮かべていました。これ以後、この患者さんから質問の出てくることはありません。

このことがあってから、医療者からみれば正しい治療法を「自分の悪い治療選択」と思い込んでいないか注意するようにしています。

モルヒネの投与に関しては、今でも〝命が縮まる〟と説明する医師がいますし、世間でもそのように思われていますが、実際にそのようなことはありません。〝命が縮まる〟というのは、いわゆる俗説です。

多くの場合、医療者からモルヒネの投与で寿命は縮まらないと説明があるはずです。しかし、愛する人の死が刻々と迫り、極度に不安・緊張が高まっている中でモルヒネの安全性に関する説明を受けても覚えていない可能性もあります。そのような状況下で患者さんが亡くなると「モルヒネで死んでしまった」との思いが残るようです。そして、自分のせいだと悩み続け、誰にも打ち明けることができず、自分を責め続けていたとしたら……。こんな不幸なことはありません。

実は、今までこの質問を何回も受けてきました。ですから、この問題に悩んでいる遺族は多いと思います。医療者に聞けばすぐに解決することなのですが話をする場所もないのでしょう。

遺族は様々なことで悩んでいます。その中には医学的な内容、特に治療に関する後悔が多く含まれています。その後悔を解決するには、本人の訴えを聴くだけでは不十分です。聴いただけで適切な答えを返さなかったら、「やはり私が悪かったんだ」と本人の後悔を強化するだけで終わってしまうでしょう。医学的な問題に対しては適切な回答ができる医療者が必要です。しかし、医療者が遺族ケアを提供することが一般的になっていない現状では、今挙げたような後悔に適切な対応のできる場所がないのです。医学的な疑問に答えることのできる遺族ケアが必要だなと痛感しています。ですから、医学的な疑問に対して、医療者が即座に答えることができる遺族外来は役立っていると思います。また、遺族の医学的な質問に答えるには最新の医療知識も必要です。そのために、私たちはがんに関する教科書で基本的な知識を学ぶことはもちろん、勉強会、学会などにも参加して最新の知識を学ぶように努めています。

今回の場合、遺族は当初からこの話をせず、何回かの外来ののちにご自分の悩みを思い切って質問してきました。遺族は自分の悩みをすぐに医療者に伝えるわけではないのです。「こんなことを質問したら笑われるのではないか」、「こんなことを言ったら先生に怒られるのではないか」と真剣に悩み、なかなか言えないでいる遺族もいました。しかし、悩みが長く続くと遺族の心と身体に大きなストレスがかかります。そのような事態を極力防ぐために、私どもは遺族がどんな事柄でも安心して話してよいのだという環境づくりに努め、かつ様々な問題を引き出すような問診を行っています。

医学的な悩みに適切に対応し、遺族が安心して暮らせるような援助を行うことも遺族外来の役割の一つです。

悲しみを抱いて

愛する人との死別は人生で最もストレスの大きい出来事です。ですから、死別で私たちの日常は大きな影響を受けます。ただ、人には辛い状況に適応する力が備わっています。その力があるからこそ、遺族は再び日常に戻ることができるのです。では、その過程で私たちの心の中にはどのような変化が起きているのでしょうか。また、それを促すにはどうすればよいのでしょうか。

そのような心の変化を知るために、死別のケアを行っている専門家に話を聞いてみることにしました。話を伺ったのは壽量院（じゅりょういん）の僧侶である小山健英先生です。小山先生は長野市にある壽量院の住職を務める一方、善光寺本坊大勧進、刑務所の教誨師、自殺遺族のケアなどの社会活動を積極的に行うなど、生と死に関する造詣の深い僧侶です。

当日は石田真弓心理士とともに新幹線で長野まで行き、壽量院に向かいました。壽量院は善光寺に近く、一帯は善光寺参りの方々向けに宿坊が多くあり落ち着いた雰囲気が漂っています。

学術調査でお寺に行くのは初めてなので、やや緊張しながら「こんにちは。埼玉医大の大西です」と伺ったのですが、玄関に入ると、

「よくお越しいただきました。さあ、どうぞおあがりください」

笑顔の小山先生と奥様、そして尻尾を思いきり振りながら寄り添ってくる二匹のかわいいワンちゃんに出迎えていただき、こちらの緊張も和らぎます。

満面に笑みをたたえた先生にご案内いただき、先生のお部屋に通していただきました。ワンちゃんたちも同席。

「さあ、どうぞ。お座りください」

席に着くと、正面には仏様。何となく気分が引き締まります。

最初に小山先生は善光寺というお寺の成り立ちと、日本人が善光寺参りを続けてきた理由について解説してくださいました。同時にお茶もいれていただいたのですが、先生はポットのお湯を片口に注いでから、ゆっくり冷まして急須に注ぎ、お茶が出るのをしばらく待ってから湯呑に注いでおりました。普段の私たちの生活から考えると非常にゆったりとしたペースです。

お茶をいただいて、リラックスしたところでインタビューを始めることにしました。

石田心理士が「では、小山先生の様々なご経験から遺族ケアに関するお話を伺いたいと思います。よろしくお願いします」と話すと、小山先生は穏やかな口調で語り始めました。ご自身のこと、遺族ケアのこと、刑務所での教誨師としての役割などを話してくださったのですが、遺族ケアに関しては以下のようなお話をいただきました。

「私の寺には、多くの遺族が来られます。その中でも子どもさんを自殺で失った遺族が多くいらっしゃるのですが、皆さん辛い気持ちを何とかしようと必死です。自殺ということの性質上、誰にでも話すというわけにはいかないので、遺族はこれまでためてきた思いを一気に話します。私は聴くだけなのですが、それが大事なことだと思っています」

「中には遺書を持ってきて『もう忘れたいので、遺書をお寺に納めてください』と言う人もいます。辛くてたまらないのでしょう。でも、私は『その遺書は持ち帰ってください。そして悲しみの中に居てください』と伝えています」

「誰でも辛さから何とかして逃れたい、忘れたいと思うでしょう。でも、法華経、壽量品(ほん)の中に『常懐悲感(じょうえひかん)　心遂醒悟(しんすいしょうご)』と書いてある箇所があります。これは恐れていると、恐怖心がますます大きくなるということです。死が認められないでいると、死がますます怖くなってしまうのです」

先生はなおも続けます。

「苦しみは時が経っても変わらないと思います。しかし、苦しみを経験したことで、心が徐々に成長してゆきます。心の器が大きくなることで苦しみが心の中に入る場所ができるのです」

死別の苦しみ・悲しみを和らげたい一心で長野までいらした遺族に、「悲しみの中にいてほしい」と伝える小山先生のお話を聞いて、遺族が愛する人を失ってから再び新しい生活へ向かうための援助に必要な要素に気がつきました。

まず、遺族ケアでは話を「聴く」ことが大切ですが、そのためには準備が必要なことです。

小山先生は、お寺の入り口でやや緊張した私たちを温かく迎え入れ、私たちの話を「聴く」前、とてもゆったりとしたペースでお茶を注いでくださったのでリラックスすることができ、小山先生にいろいろと話をすることができました。これがなかったら、緊張したままインタビューが始まり、せっかくの機会がうまく生かされなかったでしょう。

同じことが遺族との面接にも言えると思います。小山先生のところには、愛する人を失った遺族が〝この苦しい思いを何とかしよう〟と考え、必死の思いでやってきます。小山先生を見るなり、自分が秘めてきた苦しみや悲しみを一気に述べたくなります。この時、ゆったりとした状況をつくらずに、そのまま話が始まると、遺族はただ思いのたけをバラバラに述べるだけでまとまりがつかず、話が終わった後にも不全感が残ってしまうでしょう。ですから、遺族の思いをいったん整理するための時が必要なのですが、玄関で温かく迎え入れ、ゆったりとしたペースでお茶をいれることが、遺族の心を鎮めてしっかりと話す準備をするのに役立っているのだと思います。また、小山先生もこの間を利用して、遺族が何に苦しんでいるのか大まかな理解をされているのでしょう。遺族が話しやすい環境をつくり、その上で話を聴くので、遺族は十分に話すことができた、聴いてもらったという安心感が出るのだと思います。

次に大切なことは、人はいかなる状況にあっても苦悩に立ち向かう力を秘めていることをケアする側が認識しておくことです。小山先生は遺族の悲しみを軽くするために悲しみにあえて向き合うことを強調しておられました。苦しみを減らしたいのに逆に向き合うことは一見違和感があります。しかし、小山先生は遺族が苦悩に立ち向かう力があることを認識していたからこそ、苦悩の中にいることを支持したのでしょう。

死別以外で考えてみると、様々な状況において問題が生じると、当人は苦しみながらもその問題に向き合うことで解決のきっかけをつかみ、問題を徐々に解決することで不安感を減らしてゆきます。問題を考えないでいると、結局は問題の先送りをしているだけで解決につながらず、法華経の言葉通り不安感が残るだけです。ですから、よくよく考えてみると死別という「問題」に向き合うのは大切なことなのです。ただ、死別当初はその衝撃があまりにも大きく、何をしてよいかきっかけがつかめないので、一時的に考えることを止めてしまうのは仕方ないことかもしれません。ですから、ケアを行う側は遺族の持っている力を信じて対応することが必要だと思います。信じていれば、待つこともできます。

最後に大切なことは人間の心はいかなる状況にあっても成長する力を秘めていることを、ケアする側が認識することです。人は苦難にあっても様々な方法でその状況に適応する力があることを述べましたが、その適応する過程において他人を思いやる力が増すなど、心の器は成長します。ですから、悲しみに暮れている遺族もいつかは心の器が成長することを知っておくことが大切でしょう。

このような視点で遺族外来の遺族を振り返ると様々なことがみえてきました。遺族外来に来院した遺族は当初「この苦しみを何とかしてほしい」と必死です。外来に入ってくるなり死別によって全く変わってしまった日常の辛さを一気に話します。その辛さは日常生活の隅々の場面にまでゆきわたり、遺族にとっては到底超えることのできない巨大な壁のように見えます。また、現状を認められずに不安・恐怖・絶望・そして怒りなどが次々と襲ってくることもあります。しかし、しばらくすると遺族はここから逃げ出さずに向き合うようになり、亡き人と二人でしていたことを一人でこなし、亡き人が生きていたら経験しなかったことに挑戦するなどして適応力を徐々につけてゆきます。すると「自分一人 では絶対できない」と思っていたことができると分かり、少しずつ自信が芽生えてきます。また、周囲の人が困っていれば、以前より親身になって対応するなど思いやりの心が育ってゆきます。「遺族になってみて、遺族に対する思いやりの心がわかった」、「今までの自分には足りないところがあった」と語る遺族もいます。

これら一連のことが、「心の器が大きくなる」ことなのだと思います。悲しみに向き合い思索を繰り返す中で、愛する人のいない日常生活への適応と生活を営める自信がつくとともに、心の器が少しずつ大きくなり、悲しみの入る場所が出てくるのでしょう。

ですから、遺族外来におけるケアの目標は、悲しみをなくすことではなく、心の器が大きくなり、人間的に成長するのを見守ることなのだと思います。悲しみの中にとどまり、思索を深める中で愛する人を失った悲しみに対応できるだけの適応能力と心の広さが身につくのでしょう。

しかし、このすべてを一人で行うことはとても大変です。家庭のこと、医療のこと、周囲とのつきあいのことなど様々な問題が生じますので、途中でくじけてしまうかもしれません。ですから、ご家族をはじめとした周囲の人、医療者、宗教者、そして「亡くなった人」からの援助が大切になってきます。「遺族外来」はこれら援助の一部に相当するのだと思います。

小山先生はこれだけの大変な仕事をしていながらもインタビュー中に笑みが絶えることがありませんでした。遺族をケアする苦労の中から多くのことを学び、ご自身の広い心がさらに広がった結果なのでしょう。

小山先生は今年お亡くなりになられたとの報を受けました。この本をお見せすることができなかったことが残念です。

小山先生にお会いしたことで多くの知見を得て、私の心も広がりました。感謝です。

湯たんぽ

数年前の冬のことです。とても寒い日でした。外来で田中育子さん（四四歳、仮名）と面接をしていると、

「先生、娘が寒くないか心配なんです」と不安げに訴えます。

最近の日常生活は落ち着いていた田中さんですが、どうしたのでしょうか。

「そうですね……」

「湯たんぽを買ってあげたらどうですか？」と提案したところ、彼女の顔が少し明るくなり、

「それはいいですね。探してみます。ありがとうございます」

解決の糸口が見えたからでしょうか。診察が終わった後の彼女は穏やかな表情で帰ってゆきました。

翌月の外来。

診察室に入ってきた彼女は嬉しそうな表情でバッグから写真を取り出し、
「見てください。湯たんぽ買いましたよ」
そこには小さくてかわいいピンクの湯たんぽが写っていました。

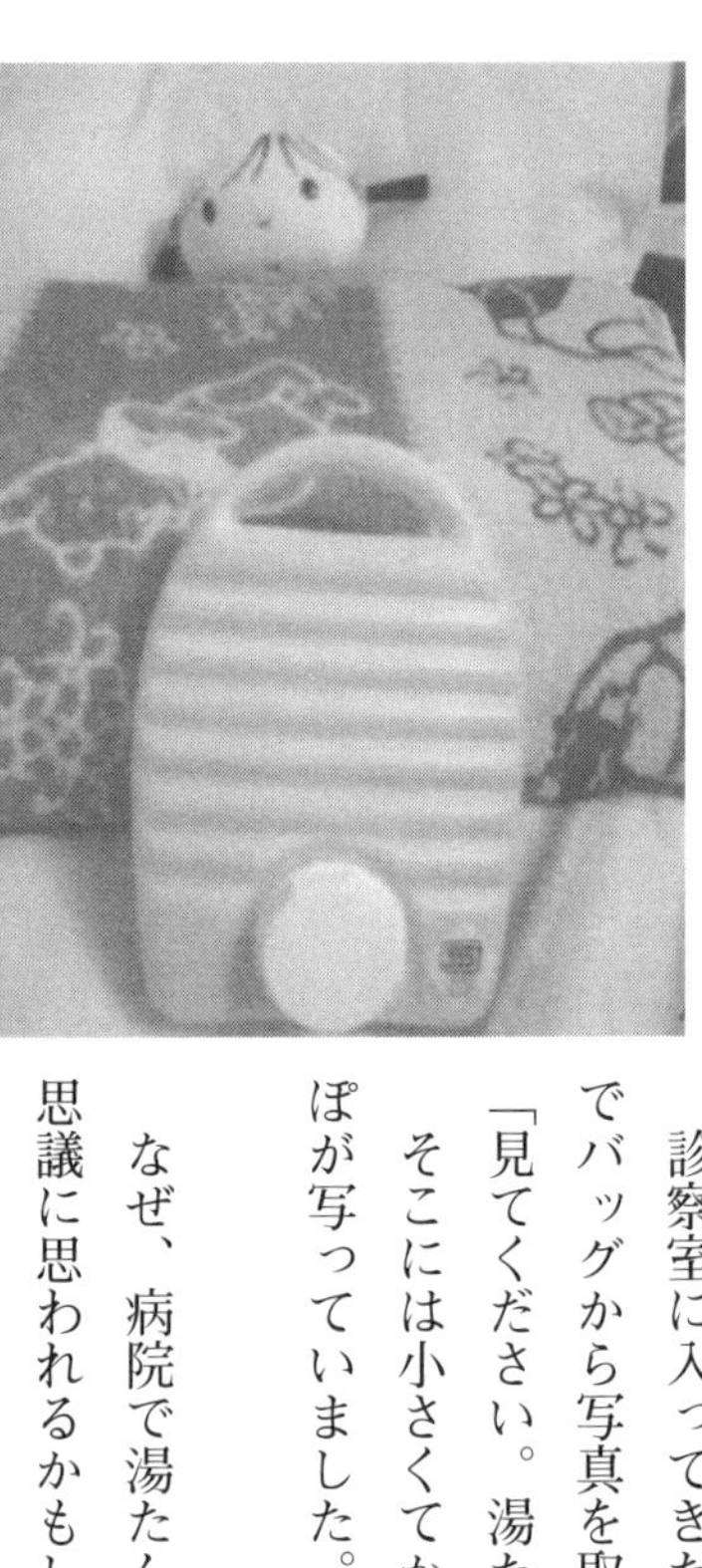

なぜ、病院で湯たんぽの話をするのかと不思議に思われるかもしれません。しかし、これにはわけがあります。写真を見てください。娘さんは写っていません。実は白血病のため亡くなっているのです。しかし、田中さんは亡くなった娘さんが寒くないかと心配し、遺族外来で私に相談を求めたのです。

この相談を受けた時、どう答えればよいか迷いました。ただ、その時の彼女は真剣そのものでしたので、私も現実的な提案をしたのですが、結果的によかったようです。彼女によれば、寝る前にこの湯たんぽをお湯で満たし、ご主人と自分の間に置くと、とても安心して眠れるそうです。

亡くなった娘さんが寒くないかと心配するのは不思議な感じがします。彼女に何か問題が起きたのでしょうか。しかし、彼女は仕事も行っており、日常生活は特に問題ありません。遺族外来での経過は順調です。ただ、これには何らかの意味があるはずですから、それについて考えてみたいと思います。

死別によって愛する人との現世での関係は終わりを告げます。そして、もう二度と戻ることはありません。遺族は大きな喪失を経験することになります。今まで何度も述べてきましたが、死別は私たちの人生の中で最も大きなストレスで心に大きな傷を残します。しかし、私たちにはその傷を治す力が備わっているので、当初は悲嘆に暮れていても少しずつ回復の道を歩み始めます。その際には様々な感情の変化が出ます。悲しんで思い切り泣く人もいれば、故人との思い出をゆっくりかみしめる人もいます。その時、死別によって失われた故人との関係を少しでも取り戻したいと考えても不思議ではありません。誰かとつながっているという感覚は私たちの心に欠くことのできないものなのです。

田中さんの場合は亡くなった娘さんと一定の関係を保つことで心の安定を取り戻そうとしているのでしょう。

田中さんと同じように、故人が生きているかのように扱うことは、しばしば認められます。葬儀の際に故人に対して弔辞を述べる時がそうですし、仏壇やお墓の前で故人に話しかける遺族もしばしば見かけます。「お墓の中に一人でいて寂しくないでしょうか？」という相談を受けたこともあります。そのほかにも、故人と心の中でつながっているように感じたり、声が聞こえたりする人もいます。声が聞こえるのは大丈夫かと心配する方もいるでしょうが、このような方々を観察していると、このこと以外での日常生活では全く問題ないことがほとんどなので、この現象は死別後に認められる〝遺族的〟な現象なのです。

ただ、これらのことは愛する人の死という現実から一時的に逃れるための手段にすぎず、死を認めたことにはならないと考える方もいるでしょう。確かに、死を受け入れないと先に進まないことも事実です。死と正面から向き合い、苦悩し、その結果として心が成長してゆくことで死を受け入れてゆくことが正しいのかもしれません。しかし、私たちは死という現象をそう簡単に受け入れることができる存在ではありません。その過程には様々な葛藤があります。死を受け入れることだけを一心に求めると、精神面で辛くなってしまうこともあるでしょう。

また、死を受け入れてゆく過程は個人により様々です。遺族と話をしていると、死は認めているが故人が生きているように感じる人もいます。一方では死を受け入れつつ、一方では故人との関係性を求める。一見、矛盾しているようにも感じますが、これこそきわめて人間的な世界ではないかと思えます。きっと、これは心がさらに傷つかないようにしながら死を受け入れてゆくための大切なプロセスなのでしょう。

今まで述べてきましたように遺族は様々な気持ちを抱いており、時に矛盾するような訴えもあります。しかし、それが回復のために必要なこともあります。ですから援助する側も遺族のとりうる反応を十分に学び、理解した上で柔軟な対応を行うことが必要です。十分な知識がないままに対応すると、遺族を傷つけ、死別からの回復を遅らせてしまうことになりかねません。

今回、田中さんの悩みに対して、「湯たんぽ」の答えが出たことは、遺族を診療する中で培ってきた経験と知識が生かされた結果だったのかもしれません。

田中さんは毎年冬になると湯たんぽにお湯を満たし、ご主人と自分の間に置いて寝ています。二人の間にいる天国の娘さんは、さぞ暖かい思いをしていることでしょう。

不動産の相談

「先生、ちょっと聞いてもいい？」

と、質問してきたのは大久保公子さん（七八歳、仮名）。七年前にご主人をがんで亡くしてから遺族外来へ通っています。一人暮らしで話し相手があまりいない大久保さんは、遺族外来に来て生活上の話をすることが生きがいにもなっています。

「どうぞ。何かありました？」

「ええ。私、夫から継いだマンションの部屋を貸してるんだけど、こないだ、それを買いたいという業者が来て、査定をさせてくれと言うから頼んでみたら『このマンションは五〇〇万円ぐらいの価値しかないので、その値段でなら買う』と言われたの。でも、こんなに安い値段なのかしら？　私にはそう思えないんだけど」。いかにも納得いかないといったような表情です。

大久保さんは、亡くなったご主人からマンションの部屋を引き継いでいましたが、取引の経験が乏しいので困っているようでした。

話を聞いてみると、マンションは都内にあり、最寄りの駅から歩いて数分、都心へのアクセスも良好です。今まで賃貸マンションとして貸していたのですが、部屋が空いた期間はほとんどないようです。築年数はかなりたっていますが、リフォームがしてあるので部屋の中はきれいに整っています。私はマンション取引などしたことはありませんが、大久保さんの話を聞くと業者の提示額はどう考えても安すぎると思い、

「普通に考えて、いくらなんでも、それはないですよね？　安すぎると思います」

と自分の意見を言ったところ、

「聞いてよかった。私もおかしいと思うの。この話は断ってきますね」と安心したようでした。

後日、「マンションの件はどうなりました？」と尋ねると、

「ほかの業者に売れましたよ。あの業者が言ってきた額よりも一〇〇〇万円以上高い値段で売れたんです」と、嬉しそうに答えてくれました。

「よかったですね。どう考えても五〇〇万円はないですからね」

と自分の感想を述べると、大久保さんはうなずきながら、

「先生の言うとおりです。五〇〇万はないですよね。騙されなくてよかったです。でも、

夫がいたらこんな条件が出ることはないのに。本当に悔しいです」と悔しさをにじませていました。

大久保さんはご主人を亡くして辛い中、経験の乏しい仕事上の判断を行う立場になっていました。ビジネス上のことですから、駆け引きもあるでしょう。しかし、高齢で一人暮らし、かつ取引の経験がない大久保さんは、甘くみられていたようです。

私は医療の専門家ですので、それ以外のことには詳しくありません。しかし、遺族から医療以外の相談があった時は、あくまで専門外の人間の個人的な感想としてですが、自分の意見を述べるようにしています。特に今回のように、相手の話に乗ってしまうとあとで後悔してしまうような性質のものでは意見を明確にしておくことが大切だと考えています。自分で判断がつかない時はその分野の専門家に対応をお願いしたこともあります。

大久保さんは、私に相談ができたことで損な取引をせずに済みました。しかし、様々な取引で不利な条件を提示されても自分では気がつかない、または判断がつかないまま契約してしまう遺族は多いのではないでしょうか。今回は明らかにおかしな金額が提示されたので相談が来ましたが微妙な時はそのままになってしまうことも多いと思います。判断に困った時、たとえ専門家でなくても適切なアドバイスが得られる人がいれば、遺族の悩みもかなり軽減できるのではないかと思います。

遺族外来で不動産の相談に乗るのはどうしてと疑問に思う人がいても不思議ではありません。確かに、不動産の相談は私の専門外です。しかし、専門家でない私に相談してきたのは、それが遺族にとって大問題なためだと思います。そんな時、「それは、私の専門外だから」と言って断ってしまうと、「医療以外の用件を大西に言ってはいけないのだ」と思い込んで、次回からは社会生活に関する問題の相談をしなくなるでしょう。そうなると、他の問題の相談も躊躇してしまい遺族ケアが進まなくなる可能性があります。特に、大久保さんのように高齢の遺族は社会との関係が薄くなっているので、相談相手を探すのに人一倍苦労してしまう可能性があります。場合によっては、相談相手を探せないまま不利な契約を結んでしまうかもしれません。そうなると新たな苦悩が生じて、遺族ケアがさらに複雑になってしまいます。

遺族外来では「愛する人を失っても社会の中で適応できるように援助すること」を一つの目標としています。ですから、医療以外の相談に乗ることも、社会適応への援助に関係しているのです。

遺族は様々な問題を抱えて過ごしています。これらの問題の相談に乗ることで遺族の苦悩を少しでも軽減し、よりよい社会適応ができるように援助するのが遺族外来の役割だと考えています。

二人称の死、三人称の死

遺族が嫌な気持ちになる言葉の一つに「あなたの気持ちは分かります」があります。この言葉は「言ってはいけない」に出てくる配慮のない言葉に比べると一見優しく感じますが、遺族が最も嫌がる言葉だと指摘されています。このことは海外の論文で知りましたが、遺族外来でも同様なので洋の東西を問わず同じ現象なようです。

では、なぜこの言葉で遺族が嫌な思いをするか考えたいのですが、そのためには亡くなった人と残された人との関係に関する理解が必要です。

一口に死別と言っても死者との関係により受ける影響は様々です。一般的には身近な人との死別、他人との死別に分けることができ、それぞれ「二人称の死」「三人称の死」と呼ばれています。まず、「二人称の死」は私とあなたの関係。つまり、二人称で語れるような身近な人を亡くすことを指します。遺族が経験する死はここに相当します。次に「三人称の死」は「彼」または「彼女」で語られる死ですから、亡くなった人とは心的距離がある程度離れた関係となります。新聞やニュースなどで報道される死、また、遺族を通して語られる死を聴く場合もこれに相当します。

「死」といっても、亡くなった人との関係により形態の異なることが分かりました。その上で、「あなたの気持ちは分かります」が遺族に嫌がられる理由を考えたいと思います。

まず、遺族が経験するのは「二人称の死」。これは人生で最も大きなストレスです。また、死別により亡くなった人との間にあった多くの関係を喪失します。失った関係は修復もできず、取り戻すことができません。次に、周囲の人が経験する死は「三人称の死」。それは、亡くなった人との関係は遺族ほど深くありません。遺族に比べると失うものは多くありません。

ですから、遺族にしてみれば愛する人を亡くし、かつ多くのものを喪失して悲しんでいる中、死別の影響がそれほど大きくなく、かつ多くを失っていない他人に「あなたの気持ちは分かります」などとは言ってもらいたくないのです。

配偶者を亡くして悲しんでいる人に「自分も親戚を亡くしたことがあるから」と気持ちが分かるような表現をして慰めている人がいますが、それも相手の心に配慮した表現とは言えません。親族の死と配偶者の死ではストレスの度合いが全く違います。

多くの遺族を診ている私でも遺族と言葉を交わす時はこのことに気をつけています。なぜなら、私は亡くなった人のことを遺族の話を通して知るわけですから、亡くなった人とは三人称の関係です。亡くなった人のことは遺族の口から語られる以外に分かりません。いくら専門家といえども遺族と同じ立場に立つことはできないので、遺族の本当の気持ちは分かりません。私にできることは、遺族から話を聴いて辛さの理解に努めることです。真剣に話を聴いて理解に努め、二人称と三人称の間である二・五人称ぐらいの関係になるのが精一杯のところだと思います。

以前、遺族に「私の気持ちは分かりますか」と聞かれたことがあります。その時は「分かりません」と答えた上で、「でも、その気持ちになるべく近づくように努力しています。ですから、お話を聴いて気持ちを理解する必要があります」と答えたところ、「ああよかった」と安心してもらったことがあるので、「あなたの気持ちは分かります」と言われた遺族は本当に嫌な思いをするのだろうなと実感しました。

では、どうして周囲の人は「あなたの気持ちは分かります」と言ってしまうのでしょうか。

まず、第一に死別の辛さに関する認識が不足していることがあります。愛する人との死別は人生で最も辛い出来事であり、その辛さは経験した本人にしか分からないということを今一度認識する必要があります。

第二に死別には二人称、三人称の形態があり、感じ方の深さが違うという認識が不足しているためだと思います。遺族が経験する辛さは第三者に理解できないものなのです。

第三には、遺族の辛さに接してどうしてよいか分からなくなり、口走ってしまうと言われています。

では、どのような態度や言葉かけをすれば、遺族が傷つかないか。今までの研究では、相手の話に耳を傾けること、誠実な態度でいること、そして傍にいることだと分かっています。つまり、遺族の話を聴くことなのです。聴き手が話すことは必要な要素に入っていません。言葉は必要ないのです。しかし、遺族の傍にいて話を聴くことは容易ではありません。なぜなら、その辛さは私たちの想像を絶することもあるので、黙っていることができずにしゃべりたくなってしまうからです。しかし、不用意な言葉は失敗の種でもあります。かつ、遺族の話を聴く機会がそう頻回(ひんかい)にあるわけではありません。こうなると遺族と上手く対応することに困難を感じてしまうかもしれません。でもあきらめることはありません。私たちの日常生活では死別ほど辛い喪失ではなくても、様々な喪失で辛い思いをしている人たちは多くいるはずです。ですから、そのような方々と対面した時に誠実な態度で話を聴く習慣をつけてください。最初は黙っていることが辛くて、ついしゃべって失敗してしまうかもしれません。でもやればやるだけの効果はあります。私も様々な失敗を重ねながら現在があります。経験を積む中でどのように対応したらよいのか自然に身についてくると思います。ちょっとした日常の心がけが、最も辛いストレスである死別に対して対応できる道なのかもしれません。

遺族の辛さに対して適切に対応するには、様々な知識と経験が必要です。少しずつ学びと経験を深めてください。私からのお願いです。

クリスマスプレゼント

清水郁子さん（五三歳）はご主人を亡くして辛いところに、無神経な手紙を受け取ったことでさらに精神的ショックを受け、うつ病を発症しましたが、幸いにも治療が奏功し回復しています。しかし、自分の看病および治療選択に関して悩み続けていました。

死別後六か月。

夫のいない家で一人過ごすクリスマスは想像以上に寂しいものでした。多くの遺族が経験することですが、クリスマスから年末にかけての華やかな時期はさみしさが倍増する時期でもあります。

そんな時、電話が鳴ります。電話をとると声の主は自動車会社の人。

「清水さんですか」

「はい」

「ご主人からご依頼のあった車の件でご連絡いたしました」

夫の依頼？　すでに亡くなっています。不思議に思っていると声の主は続けて、

「ご主人から奥様へ車を届けるようにと依頼がございました。代金もお支払いいただいております」

事情がよく分からないので担当者から詳しく話を聞いてみると、夫は亡くなる前に彼女のための車を注文し、代金は前払いし、そしてクリスマスに届くようにしてあったのです。

彼女は信じられないといった表情で、

「クリスマスプレゼントが来ました。そんなことってあるんですね」

「ご主人……すごいですね」

私も感動のあまり、しばし言葉が出ませんでした。

すると、彼女は真剣な表情になり、

「夫は自分で運転できないと分かっていたと思います。これは、しっかり生きてほしいという夫の希望の表れだと思います。また、私に外出してほしいと考えて車を選んだのでしょう。

夫の思いやりに感銘を受けました。ここまでしてくれるとは思いもしなかった。だから、ちゃんと生きなきゃ」

そして、彼女は姿勢を正し、

「覚悟ができました。これをしてくれた気持ちに応えなければと思います」

その表情は晴れ晴れとしていました。彼女にとって、この思いは一生の素晴らしい思い出として残るでしょう。

清水さんは亡きご主人から思いもかけず素晴らしいプレゼントを受け取りました。ご主人はすごいことを成し遂げたと思います。このプレゼントは彼女に喜びを与えただけでなく、将来の希望ともなったのですから。

死が迫っていても妻に対する思いやりを示す。これは、なかなかできないことです。なぜできたのか考えてみました。

まず、ご主人は自らに死が近いと認めていたのだと思います。これは、清水さんも認めています。自分の死を認め、残された時間を見つめた時、〝妻にできること〟を思いつき、それは何かと真剣に考えたのでしょう。

しかし、自分の死を見つめるのは容易ではありません。多くの場合、死の問題は先送りにしがちで、「死の問題を話すなんて縁起でもない」と言って避ける人もいます。ただ、ご主人は日ごろから人生のプランを立てて忠実に実行していました。ですから人生の様々な面を見つめていたのだと思います。もしもの時のことも考えていたのでしょう。

それでも、自分の死を考えるのは簡単ではありません。ほかにも何か要因があるのか考えてみたところ、大きな要素があることに気づきました。夫婦関係のよさと清水さんの献身的な看病です。二人はもともと夫婦関係がよかったので、彼女は自然な形で献身的な看病ができました。そして、彼女の献身的な看病は病気に苦しむご主人の身体と心を和らげ、ご主人の心身に余裕ができたのだと思います。

二人が普段から生と死について真剣に考え、一生懸命生きた結果が今回のプレゼントとして実を結んだことになるのです。

「だから、ご主人は余計なことに惑わされず、清水さんのことを考える余裕ができてプレゼントを思いついたのだと思います。看病で後悔することはないですね。清水さんがいたからこそですね」

「そうなんですね……」

説明を受け、看病の後悔が軽くなったせいか、彼女の表情はほっとしたものに変わっていました。

多くの遺族は看病の後悔を抱えています。しかし、話を聴くと一生懸命看病していることがほとんどで問題はありません。ただ、その確証を得ることができずに苦しんでいます。今回の場合、ご主人が残してくれたプレゼントは、彼女に将来の生きる希望を与えただけでなく、二人が一生懸命生きたことの証（あかし）にもつながり、看病中の後悔を軽くすることにも役立ちました。

自らの生と死について考えること、今を一生懸命生きること。当たり前のことですが、その重要性にも改めて気づかされる出来事でもありました。

私はこの話を聞けて本当に幸せでした。清水さんとご主人から素晴らしいクリスマスプレゼントをいただいた気分です。

皆様ともこの嬉しい気持ちを分かち合いたくて、この文章を書きました。

Merry Christmas!

夫の心

「先生、今少し話せますか？」

内科の先生から声がかかりました。

「いいですよ」

「入院患者さんの家族の診察をお願いしたいんです」

「家族ですか。もちろんいいですよ。どんな状態？」

私たちの病院にはがん患者さん家族の専門的診療を行う『家族外来』があり、多くの家族が受診しています。

「すい臓がん患者さんの家族です。患者さんは病状がよくなくて。最近は看病している奥さんが落ち込んでいるみたいで、一度先生に診てもらったほうがいいかと思って」

診察依頼があったのは井上晴子さん（六三歳、仮名）。夫の康夫さん（仮名）がすい臓がんの診断で治療を受けていますが、病状の進行で残された時間がわずかになっていました。担当医は、それにつれ、やつれてゆく彼女のことを心配したようです。

患者さんの具合が悪くなるにつれ、家族が抑うつ的になるのはよくあることです。抑うつが重くなると看病ができなくなることもあります。患者さんの病状が悪化した時、家族の精神状態が悪くなるような事態は避けるべきなので、すぐに話を聴くことが必要と判断しました。

「今から病室に行って話を聴いてきますね」

ご主人が入院している病室を訪問しました。彼はベッドで寝ていますが、そばにいる晴子さんは担当医の言うとおり、かなりやつれています。

彼女に話しかけてみました。

「担当の先生の依頼で来ました。かなりお疲れの様子なので、少し話をしませんか。もしよければ、いま時間があるので診察しましょう」

「お願いします」

病室を出て精神腫瘍科の診察室に向かいます。

晴子さんはうつむいたままです。元気がありません。

「ご主人の看病で大変な時期を過ごしていると思います。今、いかがですか」

「夫のがんが、こんなに進行していたなんて信じられませんでした。どうして自分が見つけることが出来なかったのか。私がしっかりしていれば、こうはならなかったのではと思ってしまいます」

今にも消え入りそうな声。

「何とか助けてあげたいのですが……」

彼女は自分で病気を見つけることができなかったため、かなり苦悩しているようです。

「普段のご主人はどのような方ですか」

「優しくて、いつも私のことを思いやってくれる人です。もともと愚痴を言わない人でしたが、病気になってもそれは変わりません」

ご主人は物静かで、妻に対していつも優しく接し、医療スタッフに対しても気遣いを示す人でした。病状が進んでからもそれは変わりません。

晴子さんは長年連れ添った夫の病気に気づかず、助からない状態になってしまったことを後悔していましたが、薬物療法が必要な状況ではありませんでした。彼女に対し、今は看病に専念し困ったことがあればスタッフに相談するよう説明し外来を終えました。

診察後はご主人の担当医に奥さんの状況を説明し、これ以上落ち込まないか見ていてほしいと伝えたところ、彼らも晴子さんにできるだけの援助をすると約束してくれました。

ところが、数日後に病状が悪化し、ご主人は亡くなってしまいます。ただ、最後まで優しく、思いやりを示す姿は変わりありませんでした。

最初の遺族外来の日、彼女はノートを持参していました。その中には、前回の外来から今日まで心に起きた変化が記してありました。それを読みながら話をします。担当医に対する感謝を述べていましたが、自分のことに関しては、「今は何も考えられません。一日一日を重ねてゆきます」と話すのが精一杯でした。

「今はゆっくり休んでください」

そう伝えると、彼女は言葉をノートに書き写していました。

死別後一か月。前回の外来以後、ノートに書き留めたことを確認しながら話します。

「近所の人に夫のことを話しました。世話になっていたので。多くの人が涙してくれました」ご主人は周囲の人にも優しく接していたのです。多くの人がその死を悼んでいました。

「ご主人はみんなに優しい人でしたからね。体調はいかがですか」

「やや疲れています」

「無理をしないでください」

そう伝えると彼女はノートに書き込んでいました。

二か月後。

診察室に入ってきた晴子さん、元気がありません。

うつむいて、ノートを確認しながら話します。

「家族思いな夫でした」

「穏やかな人でしたよね」

「見舞いに来ても『おいしいものを食べてきてね』と話し、そのとおりにおいしいものを食べてくると『ああよかった』と心から喜んでくれるのです。

亡くなる直前まで優しい人でした」

「そうでしたね」

私がご主人をみたのは短い期間でしたが、応対はとても丁寧でした。

その後の外来でも「なんと表現していいか、語彙不足で分からない」と精神的に混乱した様子がありました。また、体調が悪くなってしまうなど、心身両面で多くの問題を抱えていました。

「人が一人いなくなることはこんなに大変なのだと分かりました」

死別で生じた心身の変化に戸惑っているようでした。

死別から半年。

いつものようにノートを見て確認しながら話をします。

「事実を受け入れて生きてゆくしかない」

「四〇年の結婚生活はお互い幸せだった」

将来への目標を述べ、過去の幸せな結婚生活を思い出すようになりました。わずかですが心境の変化が表れているようです。

「話したり話しかけられたりするのが苦痛だったが、近隣の人や身内がありがたく思えるようになりました」

死別によって閉ざされていた周囲との関係性も少しずつ持てるようになってきています。

「でもいくらかは気持ちがほぐれているのかと思うが、辛くなってしまうこともあります」

心が揺らいでしまうことが辛そうでした。

「辛くなったり、楽になったりと気持ちが揺れ動くのは遺族が新しい世界に適応する時にみられる現象です。日常生活と死別の世界を行き来するのは『二重のプロセス』と呼ばれているんです」

死別後に気持ちが揺れ動くことは当然のプロセスだと説明すると、

「ああ、そうなんですか」

納得した様子で、ノートに書き込んでいました。

春が近づいてきました。

いつものようにノートを見ながら話します。

「夫が残した花が出てきました。『変わらず咲いてくれる』と思えるようになりました。亡くなった人はすごいと思います。確かな記憶を残してくれるんですね」

そう語る彼女の表情からは悲しみが薄らいでいました。

「今までは夫のことを思い出すと悲しかったが、今は思い出から教えられることも多い」と死別で混乱しなくなった心境の変化を述べています。ご主人の死が記憶の中に正しく入ってきた証拠で、よい兆候です。

死別から一年。

ノートを持参し、自分の考えをまとめながら少しずつ話します。

「夫は、有形無形の生きた証しを残してくれました。とてもありがたいです」

「優しい人だった。人をあげつらうことをしない。不安があっても『この年まで何とか生きたから大丈夫』と慰めてくれました」

「笑顔も思い出します。夫は生活の細かいところまで気のつく人でした。自分はそれについていくだけでした。受け入れてもらっていたんです」

「思い出す中で、つながってきました」

死別でバラバラになってしまった思いが、少しずつまとまってきたようでした。

夏になりました。今日もノートを見て話す内容を確認しながら話します。

「自分の心の奥底に夫の考え方が取り込まれている。それを感じることが多い。ありがたく思う。人生の指針になるのかなと思います。子どもも『お父さんならこう言うよね』と話しています。自分が思い出すことで、夫は自分の中に生きているんです」

「看病している時は必死だったのですが、寄り添えたと思えるようになった。いなくなっても、生きた証しを毎日、瞬間瞬間に感じます。今までの四〇年を同じように踏襲すればよいと思えるようになりました。嫌なことがあっても水に流すことができます」

「これが本当のプレゼントだったと思います。楽になりました」

ほっとした様子でした。それから私に向かって、

「死別の悲しみから戻ると説明してもらって、悲しみに浸っていても日常に戻ることができるようになりました」

二重のプロセスを説明したことは彼女の不安を和らげるために役立っていたようです。

「遺族外来でいろいろ説明してもらったのもよかった。自分の中ではバラバラな感じでしたから」

晴子さんは、愛する夫との急な別れに直面して筆舌に尽くしがたい苦悩に直面し、どう生きてゆけばよいのか指針を失ってしまったのですが、その苦しみの中で自分自身の心の中で生じていることを見つめ、分かってきたことを遺族外来で対話をしながら確認し、再

び自分自身の心を見つめることを繰り返した結果、心の深いところまでたどり着き、自らの真の姿に気がついたのです。そして、そこにはご主人がいました。遺族外来での対話は自らの真の姿を発見するプロセスだったのです。

死別で辛い思いをしている時に自分の心を見据えるのは大変な作業だったと思いますが、その結果として辛さから解放され、新しい世界への第一歩を踏み出しました。

晴子さんは外来にノートを持参し、自分が感じたことや、遺族外来での対話を書き留めていました。死別後の混乱した精神状態では、頭の中だけで考えていても堂々巡りになってしまうことがあります。書くという行為で自分の気持ちを確認していたのも、ご主人との関係を知る上で役立ったと考えています。

周囲の人とよい関係を構築していたご主人、それに応える形で晴子さんを援助した周囲の人々がいました。ここにもご主人の遺産があったのです。周囲の援助を受ける力も晴子さんにありましたが、これもご主人と作り上げたものでしょう。

自分の心の原点に気がついたとはいえ、これからの生活は様々な苦労があるし、精神的に辛いことも起こるでしょう。しかし、自らの心がご主人に支えられていると確信できた今では、様々な問題をご主人とともに一つ一つ解決し、新たな世界に適応することができると思っています。

臨終の涙、その意味

「先生、質問があります」

「何でしょう?」

「夫が亡くなる時、涙を流していたのです。どうして泣いていたのでしょうか」

思い詰めたように質問してきたのは吉田京子さん(四二歳、仮名)。ご主人を亡くして九か月。半年前から遺族外来に通っています。

二人は五年前に結婚。ご主人は陽気で優しい性格。サッカーが大好きでO選手の大ファン。周囲がうらやむほど夫婦仲がよく、幸せな生活を送っていました。ところが三年前、腹痛と嘔吐が続いたので検査したところ大腸がんの診断。しかも肝臓に転移があり手術ができる状態ではありませんでした。

がんの診断は衝撃的な出来事でしたが、二人はともに病気と闘う決心をします。抗がん剤治療が始まりました。病気により二人の関係が崩れることはありませんでした。吉田さんは夫のために献身的な看病を続けました。それに応えるようにご主人も抗がん剤治療を継続します。二人が様々な努力をした結果、ご主人の病状はある程度安定します。経過中には憧れのO選手と電話をする機会にも恵まれました。しかし、その後は病状が徐々に進行し肝臓の転移も増大。抗がん剤も効かなくなります。最期は自宅で過ごすと決め、在宅医療の先生の診察を受けながら療養生活を続けましたが、次第に衰弱が進み、四一年の人生を終えました。葬儀では大好きだったO選手のユニホームを着て旅立っています。

死別後はご主人を亡くしたショックが大きく、どのように生きてゆけばよいのか分からなくなり遺族外来を受診。当初は辛さのあまり頭が混乱した状態でしたが、自分の気持ちを述べて整理するにつれ、生きてゆくための方向性が少し見えてきたところでした。

「後悔しないように二人で精一杯やってきました。でもよかったのか自分を責めてしまいます」

彼女は涙ぐみながら話します。自分の看病に後悔があるようです。自分を責めているくらいですから、よほどなのでしょう。でも、いったい何に後悔しているのか分かりません。尋ねてみることにしました。

「何があったか、もう少し詳しくお話しください」

「自分が部屋にいた時、夫の呼吸が止まったんです。その時、夫を見ると涙が出ていました。嬉しかったのか、もっと生きたかったのか、その意味が分からないんです」

今まで彼女から聞いた話によると、結婚生活、闘病生活に問題はありませんでした。彼女は懸命に看病を行い、夫と協力し合い、周囲とも相談しながら問題を解決していました。「あなたの看病に問題はありません。大丈夫ですよ」とすぐにでも言いたいところですが、自責の念が強い人に大丈夫と言ったところで何の役にも立ちません。大丈夫であったことの証明が必要です。

そこで、吉田さんに質問してみました。

「いくつか教えてほしいのですが、結婚前のおつきあいは何年ありましたか？」

「八年ありました」

「長かったのですね。その時の仲はどうでしたか？」

「とてもよかったです」

「それはよかった。結婚して何年ですか？」

「五年です」

「闘病期間は？」

「三年です」

「結婚してからの夫婦仲は？」

「よかったですね。周囲からもそう言われます」

「闘病中の夫婦仲は？」

「よかったです。二人で一生懸命やってきました」

予想通り、仲のよい二人でした。知り合ってから亡くなるまで、仲のよい関係であり、闘病中も協力し合いながら歩んできたことを再確認してもらいました。

「知り合って一三年。最高の夫婦でしたね。吉田さんはご主人を幸せにしています。病気にはなりましたが、ご主人は吉田さんと知り合って幸せだったと思います。ですから、涙は感謝の印だと思います。結婚生活を誇りに思ってください」

「そうなんですか。安心しました」

よほど心配だったのでしょう。私の説明の後での安堵した様子がとても印象的でした。

翌月の外来。

前回よりも安心した顔つきで診察室に入ってきました。

「話をして、その思いから抜け出すことができました。思い切って話をしてよかったです。話すのが大事だと感じました。今までは抜け出せなかったのですが、今は抜け出したので考えなくなりました。その想いで泣くこともなくなりました。言わなければずっと悩んでいたと思います。夫がそう思ってくれたと思います。その涙なのですね」

彼女はこの問題でかなり悩んでいたようです。この問題の解決なしには先に進むことができなかったでしょう。

「書いたり、伝えたりすると周りの人は反応してくれます」

彼女はさらに続けます。

「夫がO選手から電話をもらった時の嬉しい顔を忘れることができません」

心に抱えていた辛さから解放された結果、周囲への相談の大切さを再認識し、孤立を防ぐこともできた上、夫に関するよい思い出も戻ってきたようです。

遺族外来受診者の多くは自分が行った看病を後悔しています。ただ、その方々が行った看病の様子を聞くと、献身的で問題ないことがほとんどです。吉田さんの看病も完璧に近いものでした。しかし、懸命に看病した人にしてみれば、愛する人を救えなかった結果が自分の不完全さと考えてしまうのかもしれません。しかし、たとえ後悔する点があったとしても、ほんの一瞬の出来事であり、長いつきあいの中では相手を幸せにしています。後悔し続けていると、本当に気持ちが落ち込んでしまいます。ですから遺族に対し、亡くなった人とどのような関係だったか聴き、自身が長年にわたり亡くなった人とよい関係を築いていたことを再確認してもらっています。大切なのは知り合ってからの時間の質であり、看病の一瞬ではないはずです。丁寧に事実を確認して説明を行うと多くの遺族は自分が亡くなった人を幸せにしていたこと、看病が問題なかったことに納得してくれます。死別という現象は、今まで築いてきたよい関係をも消し去ってしまうほどの大きな影響を遺族の心に及ぼしているのでしょう。

吉田さんがこのことを私に相談するまで半年以上かかりました。しかし、思い切って相談したことで悩みが解決し、新しい世界への適応が進んでいます。遺族の中には、悩みをすぐに打ち明けない人もいます。その理由として、自分が悪かったと錯覚しているので、相談すべきではないと躊躇してしまうようです。しかし、問題解決なしには死別後の世界への適応が進まないこともあります。また、本人がこの人になら話してもよいと思えるだけの時間も必要でしょう。ですから継続的で丁寧な診療で信頼関係を確立することが大切なのです。私たち医療者も遺族が何でも話せるような雰囲気づくりが大切だと考えています。

吉田さん、心の重荷が一つ解決しました。これからも様々な問題が出てくると思いますが、重荷が取れた分、解決に向けたよりよい対応ができると思います。

先日の外来ではO選手のチームを応援にサッカースタジアムまで足を運んだ話をしてくれました。O選手は様々な場面でリーダーシップを発揮していたそうです。

卒業式

子どもさんを亡くした遺族にとって辛い季節の一つが春です。子どもさんが生きていれば春は卒業、進級そして進学の季節です。しかし、子どもさんを亡くした親にとってはかなわぬ夢。生きていれば進学、卒業なのにと悲しむ親は少なくありません。

高橋洋子さん（仮名）もそのような親の一人です。

彼女の長男である滉樹（こうき）くんはトライアスロンをこなすスポーツマンで文武両道の生活を送っていたので、多くの友人から慕われる存在でした。しかし、発熱が続いたため検査を受けると血液中の白血球数が異常に増えており、診断は白血病。学生生活を中断し白血病の治療にかけます。滉樹くんは持ち前のバイタリティーで辛い治療にも耐え、骨髄移植を受けたのですが、移植後の合併症で一七年の生涯を閉じます。

滉樹くんの死は高橋さんの心に大きな傷となり、それを案じた人の紹介で遺族外来受診となっています。

初めて外来を受診した時の高橋さんは、死別のストレスからうつ病を発症していました。ただちに薬物療法を行い、数か月の経過でうつ病の辛さは回復したのですが、うつ病の陰に隠れていた死別の悲しみはとても深いものでした。彼女もこの状況から何とか脱したいと懸命に努力を重ねていましたが、辛さはなかなか解消しません。

滉樹くんの死から一年が過ぎ、高校の友人たちは卒業が近づいていました。彼らは進学や就職で忙しかったでしょうが、亡くなった滉樹くんへの気配りを忘れていませんでした。友人の一人が学校に対し「卒業式で滉樹くんの名前を呼んでほしい」と学校側に申し入れをしたのです。申し入れを受け、先生たちも真剣に検討したようですが、滉樹くんが亡くなって一年以上経ち、学校は除籍になっています。最終的な回答は「除籍になった生徒の名前を呼ぶことはできない」でした。ただ、先生たちも何とかしたいと考えていたようです。

卒業式当日。

厳か(おごそ)かな雰囲気の中で卒業式が始まりました。

卒業証書授与式。生徒の名前が一人ずつ順に読み上げられ、証書が手渡されます。

次は、生きていれば呼ばれるはずの高橋滉樹くんの番。

その時です。今まで淡々と生徒の名前を呼んでいた先生は、なぜか次の生徒の名前を読み上げません。

先生の沈黙は続きます。会場が少しざわつきます。

そして明らかに一人分空いたところで次の生徒の名前が呼ばれ、その後の卒業証書授与式は粛々と進みました。

卒業式に出席していた同級生は、先生が沈黙を続けている間、心から滉樹くんの卒業祝いをしたのは言うまでもありません。卒業式終了後、このことは高橋さんにも伝えられました。

外来に来た高橋さんは涙を浮かべながら「最高の卒業式でした」と報告してくれました。最高の遺族ケアと教育が卒業式で展開されました。

先生たちは素晴らしい遺族ケアを行いました。このことで、滉樹くんのお母さんの心は救われたばかりでなく、心に一生残るよい思い出が刻まれたのです。

また、彼らは最高の教育を行いました。なぜなら、この出来事は生徒さんの心に素晴らしい思い出として一生残るでしょうし、生徒さんは自分が困難に直面した時に助けてくれる人の存在と、解決の方法があることを学び、困っている人がいたら一緒に考えることが大切であると教えてもらったのですから。

先生たちが卒業せずに除籍になった人の名前を卒業証書授与式に呼ぶことは制度上難し

いでしょう。しかし、先生方は様々な制約の中で自分たちに何ができるか真剣に考えに考え抜いて行動を起こしたのだと思います。彼らは何かを雄弁に語ったわけではありません。行ったことは、数十秒の沈黙という行為だけです。アウシュヴィッツ強制収容所の生存者でありノーベル平和賞を受賞した作家であるエリ・ヴィーゼルは「人を救うのに雄弁である必要はなかった。ただ、ドアを開けるだけでよかった」と行為の重要性を強調していますが、まさにその再現です。

もう一つ大事なことがあります。今回のことは、生徒さんが滉樹くんと一緒に卒業式をしたいという思いが元になっています。卒業や進学、就職で忙しい中、ついつい、自分のことだけを考えてしまいがちですが、そんな状況でも他人を思いやる心を忘れずにいた生徒さんたちは素晴らしいと思います。どんな時でも他人を思いやる気持ちを持ち、かつ卒業のその日まで素晴らしい教育を受けて卒業した生徒さんたちは、さらに思いやりのある大人になってゆくでしょう。将来が楽しみです。

そして、先生や生徒さんが動くきっかけになったのは、滉樹くんの優しさ、誠意、ひたむきさ、そしてお互いのよい関係性が先生や生徒さんの心に残されていたのでしょう。ですから、卒業式での一連の行為は、滉樹くんが遺してくれたプレゼントだったのかもしれません。

今回のことで、私も遺族ケアにおいて常に他人を思いやること、あきらめずに考え抜くことの重要性を改めて学ぶことができました。今後の診療に生かしたいと思っています。

高橋さんも、滉樹くんを失って失意のどん底にありましたが、少しずつ現実を認識し、先を見据えることができるようになってきました。

これからも様々なことが彼女に起きるでしょうが、それらを一つずつ解決し、新しい人生を切り開いてゆけるでしょう。そして、遺族外来でも生徒さん、先生から教えてもらったような最高の遺族ケアができるようにしたいと思っています。

子どもを亡くしたお母さんへの手紙

お母さんへ

先日の診察で、あなたが涙ながらに「私が子どもを殺したのではないでしょうか？」と話されましたね。私はその言葉に驚くと同時に、そこまで深く悩んでいたのかと改めて実感しました。

我が子の健やかな成長を願って一生懸命に子育てをし、時に厳しく育てたら、がんになり亡くなってしまった。自分の育て方が悪かったので、子どもががんになった。自分が死に追いやったのではないかと悲しんでいましたね。

そう考えてご自身を責めてしまうのも仕方ないかもしれません。しかし、がんになったこと、亡くなったことはお母さんの責任ではありません。悪いのはがんなのです。

あなたは、子どもさんを自立した人として育てようと一生懸命に子育てをしてきました。愛情にあふれた素晴らしい母親です。時に厳しく接したようですが、それも親として当然の務めです。天国の子どもさんも、お母さんに会えたこと、しっかり育ててもらったことを感謝しているでしょう。ですから、後悔することはないのです。

がんは子どもさんの体を蝕み、会えないところへ連れて行ってしまいました。しかし、お母さんの心までがんに蝕まれてほしくないのです。それは天国にいる子どもさんも望んでいないでしょう。私たちも望んでいません。

あなたは悪くありません。立派な母親です。

下のお子さんをどう育てたらよいか分からない、亡くなるぐらいなら厳しく育てる必要はないのではと悩んでいましたね。そう考えるのも無理はないと思います。でも心配しないでください。子育ての様子は十分に聴いたので分かっています。あなたは素晴らしいお母さんです。子どもさんをこの世に授かってから亡くなる瞬間まで素晴らしい子育てをしていました。ですから、上のお子さんの時と変わりなく子育てをしてください。それが下のお子さん、そしてお母さんの未来につながるでしょう。

これからの人生も道のりは平坦ではなく、様々な悩みや苦しみが出てくると思います。そんな時、一人で悩まないでください。遺族外来では少しでもお役に立てるよう、今後もともに考えたいと思います。

では、また外来でお待ちしております。

大西秀樹

子どもを失った悲しみ、苦しみは筆舌に尽くしがたいものがあります。親は我が子に先立たれた悲しみ、自分の手で救えなかった悲しみを多く訴えます。また、今回のように「自分のせいで死んでしまったのでは？」と自責の念を抱いていることも少なくありません。

こう考えて悩んでいるお母さんから話を聴くと、例外なく愛情にあふれた素晴らしい子育てをしています。時に叱ることもありますが、それは子育て中によくあることで全く問題ではありません。

しかし、親からみれば子どもががんになり死んでしまった理由が分かりません。人は死別を経験するとその原因を求めようとしますが、考えつくのは自分の子育てが完全でなかったぐらいしかない。だから自分が悪いのだと考えてしまうのでしょう。長年にわたる子育てや看病における些細な行為を決定的な問題ととらえて後悔している人もいます。

ただ、このような考えでいると自分が悪かったのだと本当に思い込み、心に悪い影響を与えかねません。ですから、遺族外来では話を聴いて、問題ないと判断したら（遺族外来に来るお母さんは素晴らしい子育てをしている方ばかりですので問題ないのです）、そのことをお伝えしています。さらに、子育てや看病の些細な行為に焦点を当てないで、子どもさんの人生全体へのかかわりを見渡して自分が今まで行ってきた子育て全体を見つめることも大切だと伝えています。正しい判断を伝えることが、医療従事者というプロとしての務めだと思います。様々な後悔はあるでしょう。しかし、一生懸命やったことに対して、後悔してほしくないのです。

私たちが「問題ない」と説明しても信じてもらえないかもしれません。でも、その訴えを聞くと「大丈夫、問題ない」と言わざるを得ないのです。決してお世辞や慰めで言っているのではありません。子どもさんが生まれてから亡くなるまで愛情をこめて一生懸命育てたことは事実なのです。自分が愛情深い子育てをしたことをもう一度思い出してほしいのです。

子どもを失って悲しむお母さんに対し、子育てが間違っていなかったことを再認識し、再び人生の一歩を踏み出してもらうことも遺族外来の役割なのです。

4

新しい生活への適応

天国への宅急便

平石幸子さん（五九歳）は一〇年前、次女の里奈ちゃん（一八歳）を卵巣がんで亡くしました。

里奈ちゃんは性格が温和で思いやりがあるため誰からも好かれ、学校でもムードメーカー的な存在でした。小さいころからお琴を学んでいて、豊かな才能を発揮し、彼女の演奏は聴く人を和ませ、将来のさらなる活躍を嘱望されていたそうです。

彼女は一六歳ごろから時折下腹部に痛みを感じるようになっていましたが、周囲に迷惑をかけることを好まない性格のため、誰にも訴えずに我慢していたようです。そして、もうこれ以上我慢ができなくなった時、お母さんに打ち明けました。娘の訴えを聞いたお母さんは何かが起きていると感じ、すぐに里奈ちゃんを病院へ連れてゆきます。検査では下腹部に大きな腫瘍が見つかり、卵巣がんと判明。すぐに入院となり、卵巣を摘出しました。若いのに卵巣をとらなければならない辛さは相当だったと思いますが、里奈ちゃんはそれにも耐えました。手術でがんはとりきれたと思ったのですが、予想外にも再発してしまいます。そして、がんはおなかの中に広がっており、再手術はできない状況でした。

再発の時、年齢が若いことを心配した担当医師の勧めで里奈ちゃんは私の外来を受診することになりました。まだ一〇代なのにがん、それも再発です。さぞ悲嘆に暮れた患者さんが来るのだろうと予想していたのですが、外来にいらした里奈ちゃんは落ち着いており、時に笑顔も交えて自分のことを話してくれました。なんでこんなに落ち着いていられるのだろうと感じた記憶があります。

その後の外来でも里奈ちゃんは笑みを絶やさず、病院や家であった出来事などを話していました。温和な性格は、がんが再発した後でも変わることはありませんでした。面接にはいつもお母さんが同席していましたが、里奈ちゃんはいつもお母さんの気持ちを和ませようとしていたのが思い出されます。

このように心優しい里奈ちゃんでしたが、この時点ではかなり病状が進行していたようです。この後は様々な治療にもかかわらず病状は次第に進行、身体は衰弱し、一八年の短い人生を終えます。

娘さんが亡くなった後、悲しみに暮れるお母さんが入れ替わるように遺族外来へ通うようになりました。

お母さんにとって、里奈ちゃんを失ったショックは筆舌に尽くしがたいものでした。なぜ、こんなことが世の中に起こるのか。どうしてもっと早く発見できなかったのか。痛みを訴える前にどうして身体の異変に気づかなかったのか。あんなに優しい娘がどうしてこんなに早く死ななければならないのか。どうして自分ではなく娘が死ななければならないのか。自分が身代わりになって死にたかった。後悔ばかりが頭の中を駆け巡っていました。

「私の希望がなくなってしまいました」

お母さんはいつも放心したようにつぶやいていました。

娘さんがいなくなった家の中の様子を伺ってみました。

家の中はがらんとした空気が支配し、一気にむなしくなってしまいました。そこは娘さんとの思い出の品ばかりなので、見回すと亡くなった娘さんのこと、それも闘病中の苦しかったことが頭に次々と思い浮かび辛くなってしまうそうです。特に里奈ちゃんの部屋は亡くなった時から全く変わっていません。里奈ちゃんの持ち物は指一本触れることもできません。触れて位置が変わってしまうこともお母さんにとっては辛いことでした。娘さんの部屋に入ることもできません。

「部屋はどうしたらよいのでしょう？」お母さんは涙ぐみながら話すのですが、私にも名案があるわけではなく、「当面はそのままにしておきましょう」としか答えることができませんでした。

里奈ちゃんが亡くなった後の誕生日。

自宅には誕生日のプレゼントやお花が数多く届きました。お母さんには友達の配慮が心にしみると同時に改めて生前の娘さんが友人とよい関係を築いていたことを知り、里奈ちゃんがいない悲しみがこみ上げてくるのでした。いただいたプレゼントを天国にいる娘に見せてあげたいと思いましたが、娘さんはいません。それはかなわぬ夢でもありました。

その後も誕生日になると当時のクラスメートからプレゼントが自宅のみならず、里奈ちゃんが眠っているお墓にも届いていました。「亡くなった後でも、里奈は友達の心の中で生きている」、お母さんにはこれほど嬉しいことはありませんでした。しかし、ここでも問題が起こりました。お母さんは、お墓に届いた贈り物を整理することができなくなってしまったのです。捨てることは自分の身を切られるように辛いことでした。「どうしたらいいのでしょう」お母さんの悩みは尽きることがありませんでした。

その後、この悩みは解決できないまま数年がたってしまいました。そして、誕生日ごとに贈り物は届き、お母さんは喜びとともに悲しさや悩みを感じていました。

里奈ちゃんが亡くなって五年目の外来。平石さんが珍しく嬉しそうにしています。

「今日は嬉しそうですね。どうしたのですか」

「先生、贈り物は天国へ宅急便で送りました」

「天国へ宅急便で送った？」

「そうです。贈り物をどうしようかと思っていたのですが、お寺で焼いてもらうことを決心しました。そして、お寺で焼いてもらって、昇ってゆく煙を見て、『天国へ宅急便で送った。娘のところへ届けることができた』と確信できました」

「なるほど……素晴らしい。よかったですね」

「少し、安心しました」お母さんも少し肩の荷が下りたようでした。

お母さんは、素晴らしい感性の持ち主です。説明を聴いている私も肩の荷が下りたような感覚でした。

それから、お母さんは、時々里奈ちゃんに宅急便で物を送っているようです。

ようやく、一つの問題が解決しました。お母さんはたとえ辛い中にあっても娘さんの死という現実を抑え込まずに正面から向き合い、遺族外来で辛さを話すことで少しずつ気持ちの整理をつけていたからこそ、徐々に解決の糸口が見えてきて、最終的に『天国へ宅急便で送る』という決断ができたのだと思います。さぞ忍耐のいる作業だったと思います。

しかし、お母さんが贈り物を『天国へ宅急便で送り届ける』心境になるには五年かかりました。そして、一〇年目の今でもまだ多くの重荷を抱えていることも事実です。

私たちは、遺族が死別後の間もない時期は悲しみに暮れているが、数年もすればその悲しみは癒えると考えてしまい、「元気になりましたね」などの言葉をかけ、ちょっとくよくよしていると、「いつまでもくよくよしていたら浮かばれない」などと言ってしまうことがあります。しかし、平石さんの場合を考えても分かるように、遺族は何年たっても様々な苦悩を抱えていることがあるのです。自分たちの考えで「大丈夫」と思い込まないで、相手の心情をくみ取って対応することが、周囲にいる人たちに求められます。

愛する人の死後、死別の苦しさのあまり「この問題はとても解決ができない」と考えてしまう遺族もいるでしょう。数年たっても解決できない苦悩を抱えている遺族がいることも事実です。しかし、その苦悩にはいつか解決の道もあることを平石さんは教えてくれました。ただ、ここで注意しなければならないことは、平石さんが一つの苦悩を解決するまでに五年かかっていることです。苦悩の解決には時間がかかることを遺族自身のみならず周囲の人も肝に銘じておかないといけないでしょう。

里奈ちゃんが亡くなって一〇年。平石さんは月に一度、遺族外来に通っています。「里奈は、天国でおばあちゃんに会って楽しく過ごしてると思います」とお母さんは想像しています。お母さんが宅急便で送った物も無事届き、里奈ちゃんを楽しませていることでしょう。

天国へ留学中

平石さんは亡くなった娘さん宛てに届いた友人からの贈り物のことで悩んでいましたが、宅急便で天国へ送ることを思いつき、少しだけ心の重荷を軽くしました。しかし、これだけで問題が解決したわけではありませんでした。彼女は別な問題にも悩んでいたのです。それは、何気ない日常会話の中で「お子さん何人？」と聞かれた時、どうしてよいか分からなくなってしまうことでした。

平石さんには二人の娘さんがいましたが、現在子どもさんは一人です。里奈ちゃんを亡くし悲しみに暮れる中、なかなか社会生活に戻ることができず自宅にこもっていましたが、これでは亡くなった娘さんのためにならないと思い、勇気をふり絞って社会生活へと戻る決心をしました。ただ、そこには平石さんが子どもを亡くして辛い思いをしているという事情を知らない人が多くいます。

社会生活に戻って数か月後、ある会合に出席したところ、お母さん同士の何気ない会話の中で「平石さん、お子さんは何人?」と聞かれました。お母さん同士の会話ではごくごく普通の質問です。しかし、平石さんは、その質問で困ってしまいました。一人と答えるべきか、二人と答えるべきか? もちろん、尋ねた人は平石さんが子どもを亡くしたことを知らないので悪意はありません。

平石さんは「子どもは一人です」と答えました。二人と言って、亡くなった里奈ちゃんのことを話すほど気持ちが落ち着いていなかったのです。

「子どもは一人」と言ったことで平石さんは「子どもが一人のお母さん」と思われて、亡くなった娘さんのことを聞かれずに済んだのですが、ほっとするのもつかの間、今度は「亡くなった娘をないがしろにしているようで申し訳ない」という悲しみの感情が湧き上がってきました。

どうしたらよいのか平石さんは悩み続けます。でも、よい答えが見つかりません。

この後も、「お子さんは?」と聞かれることがたびたびあったのですが、亡くなった娘さんのことを話す勇気のない平石さんは「一人です」と答えては、亡くなった里奈ちゃんに申し訳ないと思い、悲しみに暮れる日々が続いていました。

これは平石さんにとってとても辛いことでした。私も彼女から「子どものことを聞かれた時に、どう答えたらよいのでしょうか」としばしば悩みを打ち明けられましたが、適切な答えが見つからず「今は、無理して二人と答える必要はないと思います」としか言えませんでした。その後も平石さんは子どもさんのことを聞かれるたびに「一人」と答えては落ち込んでいたようです。

平石さんも答えを見つけられない辛い時期が長く続きました。私も名案が思い浮かばないので、お母さんの気持ちに一緒につきあうしかありませんでした。

里奈ちゃんが亡くなって六年たちました。

外来にいらした平石さんが、いつもより少し嬉しそうにしています。

「その後いかがですか？　今日はちょっと元気そうですね」

「先生、里奈のことを話せたんです！」

「えっ、どうやって話したのですか？　教えてください」

「里奈のことを聞かれた時に、どうやって伝えようかいつも悩んでいたのですが、つい先日、私の事情を知らない人と二人で話している時に子どものことを聞かれたので、思い切って『一人は元気ですが、一人は天国に留学中なんです』と答えました。それを聞いた相手は、『そうだったの。ごめんなさい』と謝ってきたのですが、『いえ、いいのよ』と言って、娘ががんになったこと、手術をしたが再発したこと、そして亡くなったことを話せたのです。相手の人も親身になって聞いてくれました」

「勇気が必要だったでしょう?」

「はい。でも言った後はすっきりしました。ようやく言えるようになったんですから」

「よかったですね。私も安心しました」

診察中、私の質問に答える平石さんは久しぶりに生き生きとしていました。

平石さんは、娘さんのことを他人に言えず困っていましたが、「天国へ留学中」という素晴らしいたとえを用いて解決することができました。この言い方であれば、何気なく子どもの質問をした人も後悔することなく会話を続けることができますし、平石さんも嫌な気分を感じなくて済みます。悲しみの中にありながらも、相手を傷つけないような言葉を選ぶ配慮をしていた平石さんの優しさには敬意を覚えます。なぜ、このようなことができたか考えてみたのですが、普段から他人への思いやりがあること、子どもさんを失って深い悲しみを経験し、他人に対する思いやりの心がさらに深まったこと、人が何気ない言葉で傷ついてしまうことを実際に経験していること、ユーモアのセンスを持っていることなどが挙げられると思います。

私自身が平石さんとの経験を通して遺族と話していると、普段当たり前だと思って話している言葉が他人を傷つけてしまう可能性のあることが分かってきました。

たとえば、私たちが小さい子どものことを話題にする時、「お子さんは?」という質問は、「話し合っている人たちが子どもの死を経験して辛い思いをしていない」なら問題がない言葉なのです。ですから、何気ない日常会話も子どもを失って悲しんでいる人には辛い体験を思い出す言葉となってしまいます。辛い思いをしている遺族も誰かを失う前まではこれらの言葉に違和感なく過ごしていたでしょうし、時にご自分も使っていたでしょうが、家族の一員を失って辛い思いをしている時には、その言葉を耳にするだけで辛くなってしまいます。死別の衝撃により感じ方が変わってしまうのです。このようなことが何回か続くと他人と話すのが怖くなってしまい、なるべく他人と話さないようにするため、社会的なつきあいを減らしてしまう遺族もいます。

ここまで気にしていたら何も話せなくなってしまうと思う人もいるかもしれません。しかし、何気ない日常会話で辛くなる遺族がいるのは事実です。また、愛する人を失って悲しんでいる人はどこにいるか分かりません。ですから私たちは、このような事実を少しだけでも考えながら話をするように気をつけることが必要なのかもしれません。そうすれば、いたずらに周囲の人を傷つけなくて済むことになります。また、そのような配慮をすることで、私たちの思いやりの心は少し豊かになるのかもしれません。

問題を一つ一つ解決している平石さんですが、娘さんを失った悲しみはまだまだ続いています。娘さんは帰ってこないからです。「普通の留学はいつか終わって戻ってくるのですが、この留学には終わりがありません」と辛そうに語ることもあります。辛さのあまり娘さんの元へ行きたいという思いも時には湧いてくるようです。「私も留学したいと思うこともありますが、今行ってしまうと〝まだ、来ちゃだめ〟と里奈に怒られそうです」と自らの心の内をたとえで語ります。私からは「まだ、早いと思いますね。今、行ったら里奈ちゃんに怒られますよ」と伝えています。

死別の辛さはすぐに回復するわけではありません。長い年月がかかることもあります。平石さんは、娘さんが亡くなって以来、親同士の何気ない会話で長年悩んできましたが、質問してきた相手を傷つけることなく自らの事情を説明する言葉を思いつきました。この問題を通して、難題に直面し解決が難しいように思えても、いつか解決ができること、時間はかかってもあきらめずに考え続けることの大切さ、そして苦しい中でも他人へ配慮できる力が人間にはあることを教えてもらいました。

しかし、苦悩があまりにも大きくて、遺族一人の力で解決の糸口を見つけるのが難しい時もありますし、時間がかかって大変な時もあるでしょう。そのような時、支えとなる人が一人でも多くいれば少しは楽になるはずです。ですから、解決のための長い年月に遺族とともに歩むことも遺族外来の役割だと考えています。そうしていれば、いつかはきっと素晴らしい解決の方法が浮かんでくると信じています。

二人の命日

川村郁子さん（七六歳、仮名）が、家族外来に来られました。診察室に入ってきた川村さんは深い悲しみに沈んでいます。なぜなら、彼女にはショックな出来事が二つもあったのです。

一つはご主人のことでした。川村さんのご主人は二一年前、脳出血で倒れてしまいます。それ以来、川村さんは一生懸命看病を続けていたのですが、三か月前に亡くなってしまったのです。もう一つは、ご主人の納骨を終えたころ、娘さんが病気であることを知ったのです。病名は大腸がん再発。

夫の死と娘のがん再発というショッキングな出来事が二つも続いたため、親戚の一人が川村さんには心のケアが必要だと感じ、家族外来を勧めて受診となったのでした。

「二重のショックで立ち直れません」。川村さんはどうしたらよいのか分からないといった様子でふさぎ込んでいます。これだけのことがあった後ですから不思議ではありません。

中でも、娘さんが大腸がん再発と知ったショックは大きかったようです。夜は眠れず、日中も娘さんのことが頭から離れないようでした。心に大きな衝撃を受けた時の症状です。回復までにはある程度の時間が必要でしょう。

私は彼女に対し、今は無理をせずにできることを行うこと、今後は川村さんと娘さんへの継続的な支援を行うことを約束しました。

それからしばらくの間、娘さんの状態は保たれていたのですが、ある日病状が進行して入院となります。川村さんご自身が精神的に辛い中、娘さんの看病が始まりました。朝から晩まで、入院中の娘さんの身の回りの世話をします。その姿は、人として母として非常に美しいものでしたが、倒れてしまうのではないかと心配なほどでした。

娘さんはその甲斐もあってか、入院中穏やかな日々を過ごしていました。私も何回か話をしましたが、いつも笑みを絶やさず、落ち着いた口調で話していたことを記憶しています。がんが再発してご自分が辛いはずなのに、子どもさんたちのことをいつも気にかける優しいお母さんでもありました。

しかし、娘さんの病状は徐々に悪化してゆきます。残された時間は少なくなりました。「何が何でも助けてあげたい」彼女は母として懸命な看病を続けたのですが、その甲斐もなく娘さんは天国に旅立ってゆきました。亡くなった日はご主人を亡くしてちょうど一年後、同じ命日でした。

娘さんが亡くなって一一日目、今日からは遺族として、遺族外来にいらした川村さんは悲しみに暮れ、疲れ切った表情で泣きながら話します。

「娘を亡くすのはこんなに悲しいものだとは思いませんでした」、「夫と同じ日でした。お父さんが連れて行ってしまいました」、「どうして気がつかなかったのだろう、救ってあげられなかったのだろうと自分を責めてしまいます」と、娘を失った悲しみ、救えなかった後悔がみられましたが、それらに加えて命日が一年後の同じ日であることも悲しみを倍増させていました。

「最期の言葉は『ありがとう』でした。娘は愚痴も言わなかった。どうして、あそこまで気持ちの整理ができたのか。どうやって受け止めていったのかと考えると可哀想になる。受け入れまでには葛藤があったと思う」と死を前にした娘さんの心境を思っては悲しんでいました。

娘さんを亡くした衝撃は大きく、私はただ川村さんの話を聴くしかありませんでした。ただ、「娘に夫の看病を手伝わせたから、がんが悪くなったのですか?」という質問があったので、「それはないと思います」と伝えたところ、少し安心したようです。

その後の外来でも、「なぜ、がんを見つけることができなかったのだろう」、「なぜ、助けることができなかったのだろう」と悩み、自分を責めることが続いていました。

死別後三か月、遺族外来。

この日の外来もいつものように辛そうです。

「娘のことではともかく寂しいんです」と、娘さんを失った悲しみを吐露するとともに、「お父さん、どうして助けてくれなかったの？　命日に連れて行ったのだから」と娘さんを命日に連れて行ってしまったご主人に対する恨み、怒りのような感情が湧き出ていました。

川村さんはさらに続けます。

「なんで連れて行ったの？　なんで助けてくれなかったの？　と主人に聞くために、イタコに行ってみようかと思うんです」

娘さんを連れて行ってしまったご主人に対する疑問が晴れないようです。「そうなんですか……」と答えるしかありませんでした。

死別後四か月、遺族外来。

川村さんは前回とは違って穏やかな表情です。いつもと違うなと思っていると、自ら言葉を選ぶように話し始めました。

「このあいだは愚痴を言って申し訳ありません。命日に連れて行ったことで思わず愚痴ってしまいました。帰り道、夫の愚痴をこぼしたことを後悔し、家に帰ってから夫に謝りました。夫は家族を大事にしていたので、できることはしていたと思います」

ご主人への恨みや怒りは消え、逆に感謝の気持ちが上がっていました。さらに、彼女はしっかりとした口調で、「前を向いて歩かないといけないと思います。悲しいだけではどうにもならないんです」と自分の心に生じた変化を述べてくれました。

川村さんに急な心境の変化が起きたようです。なぜ、このひと月で心境が変わったのか尋ねてみたところ、前回の外来でご主人に対する不満を話したが、その帰り道の車中で「私、何を言ってるんだろう……。主人は家族をあんなに大事にしていたのに。きっと娘が苦しいのを助けるために、同じ日に連れて行ったんだわ」と気づいたそうです。

「外来での自分の発言が、今思えばきっかけになったのです」

話すことで自らの心の中が整理されたようでした。

五か月後、遺族外来。

外来に入ってくる川村さんの表情に穏やかさが戻ってきました。

「何とかこのごろがんばって、少しずつ立ち直りつつあります」

最近の心境の変化について尋ねてみたところ、今までは娘の病気に気づかなかった自分を責めていたが、そんなことをしても娘は帰ってこない。自分が立ち直らないと周囲に迷惑をかけるので、そのための努力をしたところ、少しずつ自分を振り返る時間が出てきて、自分を責める時間は少なくなったとのことでした。

「自分自身が努力しないと解決しないのかなと思います」

六か月後、遺族外来。

「だいぶ外へ気が向くようになりました」

外来でも涙が少なくなってきました。

川村さんはご主人と娘さんを続けて亡くすという人生上の大きな出来事に直面し、深い悲しみと苦しみに包まれ身動きできない状況になり、一時はご主人に対する怒りも出たのですが、今は心の落ち着きを取り戻し、新しい人生を歩んでいます。

なぜ、彼女が新しい生活に適応しつつあるのか考えてみました。

まず、真面目で物事に一生懸命取り組む性格が挙げられると思います。彼女は二一年もの間、ご主人の介護を続けています。これは並大抵のことではありません。かなりの忍耐力が備わった人なのでしょう。また、介護を続ける中で、彼女の性格、忍耐力に磨きがかかり、困難な状況に対応する力をつけていったのだと思います。

次に、彼女は夫と娘を立て続けに亡くすという苦しみの中、そこから目をそらさず、新しい道を求め続けたことがあります。苦しいことがあった時、私たちはついついそこから目を離してしまいがちですが、彼女はしませんでした。その中で、夫を責め続けても何にもならない、自分で解決しなければならないことに気づいたのです。

彼女の心に変化が生じたのは、遺族外来で夫に対する不満を述べた後のことでした。様々な話をする中で、頭の整理ができてきたようです。故人の話をする場所が限られている中、話をする場所としての遺族外来は回復に寄与していたのでしょう。

川村さんが苦しみの中から新しい自分を見いだすようになったのは「心的外傷後成長」と呼ばれる現象です。これは、人生を揺るがすような出来事に遭遇し、悩み苦しんだ後に現れる精神的な成長と定義されています。ご主人と娘さんを続けて亡くし、深い悲しみの中から再起するのは大変な道のりだったと思いますが、苦しみの先には困難に対応できる人柄がつくられていました。

現在、川村さんは穏やかな日常を取り戻しつつあります。毎日の墓参りは欠かさず続けています。ご主人と娘さんの死は今でも悲しく思うこともありますが、地域との交流を持つなど新しい人生を踏み出しています。

川村さんには、辛いことがあっても、その状況に適応してゆく道があること、遺族外来がそのために役立つことを教えていただきました。

感謝しています。

つながり

死別による別離は人生における最大の危機と言えるでしょう。愛する人とのつながりを失った遺族は深い嘆きと悲しみに包まれ、人生に何の意味も見いだせなくなってしまうこともしばしば認められます。しかし、人間には回復する力が備わっています。苦悩から徐々に立ち直り、死別後の人生を歩み始めます。

ここでは夫との死別の後、幾多の苦悩を経験しながらも新しい道を歩み始めた遺族を紹介したいと思います。

木下正子さん（五七歳、仮名）。ご主人を原発不明がん（がんがどこから出たのか分からない時につく病名）で亡くした後から気分が滅入ったので遺族外来受診となりました。

ご主人の信夫さん（六一歳、仮名）は元来病気とは縁のない健康な方で、公務員としての務めを果たし、定年後は大好きな語学学習をしながら心身ともに充実した生活を送っていました。ところが、腹痛と体重減少が続いたので病院を受診したところ、腹部に大きな腫瘍が見つかります。様々な検査を行った結果、診断は〝原発不明がん〟。さらに、病状はかなり進んでいて手術ができないことも判明します。セカンドオピニオンで他院での判断を求めたのですが結果は同じでした。しかし、彼は冷静に受け止めていたそうです。

その後、信夫さんの症状は急激に進行します。腹部の腫瘍が急激に大きくなるとともに激しい痛みが出現。身体も衰弱し、残された時間は限られたものとなります。最後は緩和病棟で過ごすことになりました。正子さんは懸命な看病を続けますが、緩和病棟に入って一週間後、信夫さんは「待っているからな」の言葉を最期に天へ旅立ちました。発病から亡くなるまで半年。あっという間の別れでした。

正子さんは緩和病棟の担当医から病状に関する丁寧な説明を聞き、夫の臨終にも立ち会っていたので、死を十分に理解し認めていたつもりでした。しかし、死別後の生活は自分が考えていたものとは比較にならないほど辛いものでした。

休日に外へ出てみると楽しげな人たちが街中に溢れているのに気づき、それ以来、辛くて外出できなくなってしまいました。同世代の夫婦が仲睦まじく歩いているのを見ると妬ましく思うと同時に、そんな自分が嫌になってしまいます。落ち込んでいると、周囲の人から「あなたは、子どもが大きいからまだまし」と言われてしまいます。自分はこんなに辛いのに周囲は分からないので相談もできない。そもそも相談相手であった夫が亡くなってしまった。こんな状態で生きている意味があるのかと考え込む毎日が続きます。正子さんは何をしたらよいのか分からなくなってしまいました。日中は誰にも会いたくないのでバスに乗って自分の住む町を離れ、見知らぬ人の多い町に行き、当てもなくさまよっては夕方再びバスに乗り自分の町へ戻るという生活を続けていました。

信夫さんは死の直前に〝待っているからな〟との言葉を遺しましたが、正子さんにはその意味がよく分かりません。でも、この言葉だけがかろうじて生きる支えになっていました。

外来ではこのような状況を考慮し、話を聴くことを中心に据え、正子さんが再び立ち上がるのを待つことにしましたが、失意の中にある日々は一年以上続いていました。ただ、外来で話を聴いていると、正子さんは失意の中でもあきらめずにこの状況から何とか脱しようと努力していることが伝わってきたのを覚えています。

信夫さんが亡くなって一年後。音楽でリラックスしようと考え、IL DIVO〝The Promise〟を購入。一日の仕事を終えた晩、一人静かに聴いてみると美しい旋律が心の中に響くと同時に、夜空の中に溶け込んでゆくような感じがしたそうです。その時、宇宙は広がっている?と思ったので、ベランダに出て星を見るとその広がりを実感。その時、気持ちが落ち着くことにも気づきました。

星空を眺めながら音楽を聴くと心が落ち着くことに気づいた正子さんは、これが毎晩の日課になります。もっとしっかり見たいと思い、望遠鏡を購入し夜空を眺めると、肉眼で小さく見える星がはっきり見えたので広がりの実感は深まります。

こうして星空を眺めていた夜、正子さんは急にひらめきます。「宇宙は果てしなく広い。夫はこの広い宇宙のどこかにいる。命とは死によって寸断されるものではなく、生との連続性を有するものだ。夫とはどこかでつながっている。だからこそ、夫は『待っているからな』と言ったのだろう」

正子さんは夫の最期の言葉を通して、生と死が連続していること、夫とは今でも精神的につながっているとの認識に到達したのです。

このつながりができてから、正子さんは徐々に深い悲しみから抜け出し、日常生活でもバスに乗って町を出ることがなくなり、周囲から何か言われても「私も夫が亡くなる前は同じことをしていたかもしれない」と自分を振り返る余裕が出始めました。周囲に対する気配りも以前よりできるようになるなど、明らかに精神面での成長も認められるようになりました。

正子さんの体験を通じて、死別からの再生について考えてみたいと思います。まず、私たちの心の中には人生の経験を通してつくり上げられた世界観があります。私たちは世の中で起きていることをその世界観を通して見ることで解釈しています。ところが、死別はその世界観を打ち崩してしまいます。安定した状態が続くと思っていた世界はそうでないことを実感し、深い悲しみや絶望感に包まれます。再び立ち上がるには、崩れてしまった世界観を新しくつくらなければなりません。これを再構成と呼んでいます。

正子さんの場合は死別によって今までの世界観が崩れ、ご主人との関係も失われてしまいました。そのために苦悩が続いたのですが、彼女は苦悩の中でも自分の気持ちを見つめ、再び立ち上がろうと努力した結果、宇宙の中でご主人と精神的につながっているとの境地に至ったことで新しい世界観が構築されたのだと思います。ご主人が「待っているからな」と言葉を遺したこともよい方向に作用しました。

新しい世界観が構築されただけではありません。正子さんは、今回の苦悩を通じて他人に対する思いやりが深まるなど、精神面での著しい成長も得られています。死別の苦悩は正子さんにとって長く苦しいものでしたが、新しい世界観と精神面での成長という結果をもたらしたのです。そして、この新しい世界観と精神的成長は死別の悲しみを包み込むようにして和らげているのです。

外来では彼女の話を聴くことを中心としていましたが、正子さんによれば「何を話してもよい」と思える空間がよかったそうです。自分の気持ちを話す空間は遺族の回復に必要だと言われていますが、正子さんの回復を通して改めて話を聴くことの重要性を認識しました。

正子さんは、今でも夫を失った悲しみが続いています。気持ちも揺れ動きます。また、日常生活でも様々な問題が生じますが、一人で問題に取り組んで解決しています。そんな時、夫が傍にいて自分の行うことを後押ししてくれるような気がするそうです。

これからも困難な状況は彼女の前に出現するでしょう。でも、ご主人とのつながりを取り戻し、かつ苦悩をへて精神的に成長しているので、きっと解決の道を進むと信じています。

今は天国でご主人と再会する時のため、しっかりと生きるという思いを胸に抱き、毎日を送るようにしているそうです。

遺族外来はそんな正子さんを応援しています。

短歌

春が終わり、梅雨に入りかけた時のことです。

「先生、お願いがあります。母を診てもらえませんか」

話しかけてきたのは丸山実先生（仮名）。がん患者さんの在宅医療を熱心に行っているお医者さんです。

「何かありました？」

話を聴いてみました。お母さんの孝子さん（仮名）が気落ちしているようです。その理由は二か月前、孝子さんの夫である聡さん（仮名）が肺がんと診断されたのに加え手術ができず、余命数か月と告知されたことにありました。その後気分が落ち込み、食欲が低下して体重が一〇キロも減ってしまいます。実先生はこのままだと母が倒れてしまうと心配していたのでした。

肺がんの告知を受けるだけでも大変なのに、余命数か月。家族には衝撃的な出来事です。

特に配偶者はショックが大きいので気分が滅入っても不思議ではありません。抑うつが悪化すれば看病ができなくなってしまうので、後悔にもつながります。患者さんの心身にも影響しかねません。精神腫瘍科、家族外来の予約をとりました。

診察当日、孝子さんはうつむいて部屋に入ってきました。明らかに元気がありません。

「お話はある程度伺っています。今の気持ちをお話しください」

「はい。私には兄弟がいないので、夫を頼りに生きてきました。これからどうすればいいのか分かりません。苦しそうな夫を見ていると参ってしまいそうになります。自分もがんなのではないかと不安になります」

夫のがんが治癒の見込みがないと知ってから、かなり混乱しているようです。

「食欲はありますか」

「ありません」

「眠れていますか」

「夜中に何回も目が覚めてしまいます」

日常生活にもかなり支障が出ているようです。

ご家族の話を聴いてみました。

聡さんは会社員時代から責任感が強い人で人望が厚く、周囲から多くの相談を受け、真剣に取り組んでもいました。定年後は、率先して地元の子どもたちの見守り活動を行うなど、他人のため、地域社会の健全な発展のために貢献していました。

孝子さんは、夫とともに子育てを行い、それが一段落した後は大正琴を学びつつ老人ホームなどで演奏ボランティアに励んでいました。また、若いころに与謝野晶子、若山牧水などを読んで以来、日常生活の想いを短歌に詠むようになります。父親が自宅で句会を開いていたので環境が整っていたのでしょう。

夫婦の間には二人の成人した息子さんがいて、それぞれ家庭を持ち、両親との関係も良好でした。孝子さんは夫、子ども、孫に囲まれ幸せな日常を送っていました。しかし、その日常はがんという現実に直面し、崩れてしまいます。

診察の結果、孝子さんは夫ががんになり残された時間が少ないという告知の衝撃の大きさから、心と身体に影響の出ていることが分かりました。彼女に対し、がんの告知と看病で家族が精神的に辛くなるのはよくあることで、今の症状は改善してゆくこと、今後も継続的にかかわりを持つことを説明しました。不眠には少量の投薬も行っています。

翌週の外来。

孝子さんは先週よりも穏やかな表情で診察室に入ってきました。

「先週は話を聴いていただきありがとうございました。気持ちが少し楽になりました。週末は夫とともに小学校の運動会に参加してきました。いつも作るお稲荷さんを持って出かけました」

「それはよかったですね。睡眠はとれていますか」

「はい。眠れるようになりました」

「食欲は？」

「少し出てきました。以前は好きなものを見ても食べたいと思えませんでしたから」

先週よりも気持ちが落ち着いているようです。

「ご主人の様子はいかがですか」

「夫は声が出にくいようなので歯がゆい感じでした」

少し表情が曇ります。

声がかれるのは肺がんが声を出すための神経を圧迫しているためでした。

その翌週の外来では、孫の誕生会に招待してもらい心が癒やされたと嬉しそうに話していました。大正琴の会にも出ています。また、病気の事実を遠方にいる親族に連絡すると「ぜひ会いたい」との希望があったので、秋保温泉まで親族旅行を行ったようです。家族や親戚も懸命に聡さんと孝子さんを支えようと努力していたのです。その甲斐もあり初診から一か月もすると孝子さんの気持ちは落ち着き、日常生活も問題なく行えるようになりました。

責任感の強い聡さんは肺がんの診断を受けた後も登下校時に通学路に立ち小学生の子どもたちに声をかけるなど、地域に対する活動を続けていました。また、孝子さんに対し、自分の病気のことで大正琴の練習を休んではならないと伝えていました。

しかし、聡さんの病状は徐々に悪化してゆきます。診断から四か月後の夏の日、住み慣れた自宅で最期を迎えました。ただ、実先生の献身的な援助もあったので、亡くなる二日前までは自立した生活を送ったそうです。最後まで人のために尽くした人生でした。

夫の死後、通夜、告別式、役所への書類提出など慌ただしい日々が続き、孝子さんは気持ちの張った状態が続いていました。遺族としての最初の外来では兄弟と会わせたこと、旅行に出かけたこと、子どもたちが孝行してくれたこと、夫が自立した最期を送ることができてよかったと話すなど精神的には落ち着いていました。しかし、その状態は長くは続きません。

「四十九日を過ぎてから落ち込んできました。兄弟がいれば慰めてもらえますけど、それもできません」

日常的に相談できる人がいないことで悩んでいました。

「ただ、自分では相談することをあきらめて前に進もうと思い始めました。テーブルに夫の写真を置いていましたが、それは片づけました。いずれはどちらかが病気になっていたかもしれない。今回のことが自分だったら夫は大変だったと思います」

　涙ながらに語る孝子さんの悲しみは深いものがありましたが、夫のいない人生を生きてゆく覚悟も芽生え始めたようです。

　その翌月の外来では、

「家に一人で住んでいるので、何かあったらと不安になってしまい、先月は落ち込んでいたのだと思います」

　と自分の心境を冷静に分析していました。

　一人暮らしの不安を解消するためにホームセキュリティーを導入するなど現実的な対応も取り始めています。

　秋になると、友人に誘われて大正琴の練習やボランティアに行く頻度も少しずつ増え、新しい生活への適応が進んでいるようでした。

　春先の外来。ちょうど一年前にがんの告知を受けた時期が近づいてくると昨年のことを思い出して一時的に不安になったようですが、家族をはじめとした周囲の援助で乗り切っています。

　外来に来てから一年になりました。

孝子さんが「これを見てください」と言い、冊子を取り出します。そこには、聡さんががんになってからの心境が短歌に書き留めてありました。ご主人が亡くなってからは短歌を詠む気力もなかったようですが、再開したようです。

説明してもらいました。

『大好きな桜の季節目前に命の限り告げられし夫』

「その時は本当に辛かったです。三か月の命と告知を受けていたのですが、そんなには生きられないのではとの不安もありました」

『溢れ来る涙　秋保の温泉に流し　はらからと病夫をはげます』

「病気を知った聡さんの兄がぜひ会いたいと言ってきた。兄弟で会うのは最後かもしれないと思って計画した兄弟旅行でした。旅館についてから一人で先に温泉につかり、辛い気持ちの中で浮かんだ句です」

『洗えでも　かすかな亡夫の残り香を　ほほすりよせて偲ぶ秋の夜』

「一人で過ごす日常は寂しいものです」

短歌は夫の病気、死を詠んだ辛いものでしたが、自らの心境をある程度冷静に振り返ることができているものでした。

夏。

新盆、一周忌を終えました。「短歌も続けています。夫の追憶ばかりではなく、前向きな歌もできると思います」と答える姿には落ち着きがみられるようにもなってきました。

秋。

「短歌を作ってきました」というので見せてもらいました。

『憂きことも力に変えて生きようと凌霄花(のうぜんかずら)の蔓を断ち切る』

「自分の思いを断ち切るつもりで作りました。凌霄花は生命力の強い木。自分の思いを断ち切るつもり。いつまでもくよくよしても仕方ない。よくなりつつも落ち込むこともあった。自分がしっかりしていないと周囲に迷惑をかけてしまいます」

新しい生活へ向けた力強い思いを詠んだ歌は、多くの人の心に届いたのだと思います。この歌は秩父市での短歌のコンクールで教育長賞を受賞しました。

死別は人生で最も辛い出来事で、心身に大きな変化が生じます。また、日常生活にも大きな変化が生じます。これらの変化に対応するには、今後の人生について考える必要がありますが、死別後は辛いことや悲しいことで頭の中が一杯となってしまいます。

その際、書くという行為が頭の中を整理するために助けになることがあります。その一例として息子さんを亡くした柳田邦男さんが『〈突然の死〉とグリーフケア』(A・デーケン、柳田邦男〔編〕、春秋社）の中で書くことの重要性を指摘しています。

予想もしなかった出来事に遭遇して頭のなかが様々な思いで渾沌としてしまい、葛藤が渦を巻いているとき、手紙であれ手記であれ、文章で表現するということは、無数の星のなかの主なものをつないで星座の物語をつくるのに似て、渾沌を整理して一筋の物語につなぐ作業ととらえることができる。そして人は、自分の内面にあるものを物語として抽出できたとき、葛藤から解放されることが多い。（p9）

孝子さんはこの作業を短歌に詠んでいたのでした。

「短歌にその時感じた自分の思いを込めます。よいことばかりではありません。ただ、三一文字の言葉に書くことによって、薄皮をはぐように心が落ち着いてきました。一句できると一つ忘れるようにします。心に積み重ねておくよりも、文字にまとめて吐き出す。記したことは頭の中から取り去ることもできるし、短歌に詠んでいるので、忘れたくない気持ちにも対応できます」

彼女は以前から短歌によいことばかりでなく、大変だったことも詠んでおり、辛いことに目をそむけずに考えて解決する習慣があったのです。だから、夫の死という人生で最も辛い出来事に遭遇しても、自分の生き方について考えることができたので、新しい人生への決意ができたのでしょう。

ただ、その状況を一人で作り上げることは難しい。しかし、その状態を補完するよい家族関係があった。孝子さんは家族に優しかったし、ご主人や子どもも優しかった。また、亡くなったご主人も地域社会に貢献してきたこともあり、周囲の援助も手厚かったのです。遺族外来は孝子さんが混乱の中にある時、それを和らげる場として役に立ったのではないかと考えています。彼女によれば「遺族外来で話すようなことは周囲に何回も話すことはできない。話をする機会をもらったことがよかった。吐き出すことが必要だと思う。兄弟もいないので話ができなかったが、いても難しかったと思う」

自分自身の努力と周囲の援助がうまく調和した結果が今の孝子さんなのでしょう。

その後も遺族外来の受診は続いています。

先日、「外来の感想を持ってきましたので見てください」とノートを持ってきたので、中を見るとそこには彼女が詠んだ短歌。

『夫逝きしこころの闇に一丈の光をくれし医師に救わる』

『やむ心柔げくれし医師の前すべてを吐露し心安らぐ』

ありがたいことです。

赤い糸

『遺族外来』では、がんで愛する人を失い、失意の中にいる遺族を淡々と診療しています。そこでは死別の悲しみが述べられますが、医療者は特にアドバイスをせず、遺族の話を聴く作業を続けます。一回の診察で大きな変化があるわけではありません。しかし、この地道な作業の中で、遺族は少しずつ失われた自己を取り戻し、新しい生活への適応プロセスが進んでゆきます。悲しみが思い出に変わり、生きる希望が出てきます。

悲しみの中から、少しずつ生きる勇気を取り戻しつつある人を紹介したいと思います。

木村裕子さん（五五歳、仮名）。彼女のご主人は三年前に血液系のがんと診断され、抗がん剤治療が行われましたが、その甲斐なく一年前に六二年の生涯を閉じました。

ご主人はしっかりとした自分の意見を持ち、周囲を導いてゆく人だったそうです。日常生活も同様で、木村さんはご主人にしたがって平穏な日常を送っていました。ご主人とは強い絆で結ばれていました。ご主人、子ども、愛犬に囲まれた幸せな生活が続いていましたし、これからも続くものと思っていました。しかし、そのご主人はがんになって亡くなってしまいました。

ご主人のいない人生は予想以上に辛いものでした。

ご主人が決めてきたことを、今度は自分が決めなくてはなりません。

周囲を見回してみると、同世代の人たちには夫がいて、いないのは自分だけです。夫がいないことを恥ずかしいと感じるようになり、いつの間にか人目を避けるようになってしまいました。帽子を深くかぶらないと外出もできません。愛犬の散歩は人気のない早朝か夕暮れ後、買い物も閉店間際がお決まりの時間となってしまいました。夜も眠れず、睡眠薬の力を借りてやっと眠っているような状態でした。

ご主人との関係は死によって寸断されていました。「赤い糸は切れてしまいました」と辛そうに訴えます。

木村さんには二人の成人した子どもさんがいます。皆しっかりとしており、母親に対し協力的です。周囲の人は「あなたはしっかりとした大きいお子さんがいるからまだまし。小さい子どもを抱えた人はもっと大変よ」と言います。しかし、彼女はこの言葉に同意できません。成人したとはいえ、自分の子ども。夫ではありません。

「夫と子どもでは相談の内容も深さも違うのです」

外来での話はご主人のいない日々の辛さを述べることで費やされ、苦悩の日々は二年近く続いていました。

ところが、ある日外来にやってきた木村さんの表情が明るいのです。「今日は、なんとなく明るく見えますが……」と聞いてみたところ、木村さんはしっかりとした口調で答えます。「悩んでいても時は過ぎてゆくし、やることは出てきます。悩んでいても笑っていても同じ。私は、淡々とできることをしてゆきます」。今まで、ご主人を亡くした悲しみしか述べなかった木村さんが初めて将来の希望に関する言葉を述べました。しかし、この変化は一時的なもので再び元に戻ってしまうのか、それともさらに回復の道を歩むのか。

数か月後、遺族外来に来院した木村さんはしっかりとした口調で語ります。「夫との赤い糸は死で途切れたと思っていました。でも、娘が『お父さんはいろんなものをたくさん遺してくれたよね』と言うのを聞いてびっくりしました。夫はもういない、夫のいない人生にはもう何もないと思っていましたが、周囲を見渡すと、思い出、今こうして生きられる生活、そして将来の計画など、夫は多くのものを遺しています。今、夫はいつもそばにいるような気がします。切れていたと思っていた赤い糸はつながっているのですね」

「でも夫を失った悲しみは癒えず『お父さん可哀想』と娘の前で漏らしたところ、娘から『お母さん。お父さんは可哀想と言うけど、お父さんはそんなにみじめな人生を送ったの？』との問いかけを受けたのです。その時、ハッと気づきました。悲しい、悲しいと言いながら、それは結局自分のことだったのです。夫は最期まで病気と闘い、立派な人生を送りました。そんな夫の人生を振り返ると、この人と出会えてとてもよかったと思います」

回復へのきっかけは娘さんの言葉から得られました。素晴らしい気づきであるともいえます。しかし、ここに至るまでの道筋は容易なものではありませんでした。ご主人の死に向き合い、苦悩し、遺族外来でその苦悩を整理し、なんとか懸命に生きようとしたからこそ娘さんの言葉に反応できたのだと思います。

木村さんは、今でもご主人の死は辛いそうです。でも、その悲しみを受け止め、新しい一歩を踏み出そうとしています。最近、外来でお会いする木村さんはいつも嬉しそうです。「夫のおかげでよい人生を送っています」と明言します。犬の散歩、買い物はご主人が生きていたころの時間に戻りました。外出の時も帽子をかぶらず、前を向いて歩いています。睡眠薬は不要となりました。

木村さんはご主人の死で絶望し苦しみましたが、苦しんだ分だけのものを得て、今再び歩き出しています。これからも様々な困難に出会うことでしょう。でも、これだけの苦悩と向き合えたのです。困難に出会っても、きっと解決できると信じています。

遺族外来から見えてきたもの

遺族の診療を始めてから二〇年近くになりました。当初は〝遺族がよりよい喪に服せれば〟と考えて始めたのですが、いざ始めてみると様々な問題が浮かび上がっています。

まず死別の問題があります。死別は人生における最大の危機ですから、遺族の気持ちの辛さは計り知れないものがあります。ですから、愛する人のいない世界に適応するための道のりは平坦ではありません。そんな悲しみの中にいるのに、周囲から理不尽な扱いを受けたり、心ない言葉を浴びせられたりして心が苦しくなってしまうこともあります。また、悲しみのあまり心が折れてしまい、新しい環境への適応が停滞してしまうこともあるでしょう。うつ病などの精神疾患に罹患してしまうこともあります。

そんな時、誰かがそばにいれば役に立つはずです。家族、友人、近所の人たち。これらの方々の援助は欠かせません。彼らがいることで遺族の心は大いに安らぐでしょう。しかし、遺族にしてみると、相談はしたいが周囲や家族に話したくない悩みもあります。また、込み入った話であったり、辛さのあまり訴えが頻回になったりすると周囲が対応するのは難しいでしょう。また、死別後に多いうつ病などの精神疾患になるとメンタルケアの専門家による治療は欠かせません。ただ、専門家もうつ病の治療以外に死別に関する深い知識とケアの経験が欠かせません。そんな時、秘密を守り、困難な状況を乗り越えるために一緒に考える専門家の存在は大きなものがあります。

ですから、遺族外来は死別で辛い思いをしている人、その中でも特に人に言えない悩みを抱えている人、死別が原因でうつ病などを発症した人には欠かせない存在となっています。

現時点で遺族を精神医学的な見地から診察する施設が多いとは言えません。しかし、死別で辛い思いをしている人やうつ病を発症する人が少なくないことに加え、メンタルケアの専門家が遺族のケアを行う意義が明らかになりつつあるので、今後は広まってゆくことを願っています。

次に見えてきたことは、人間はどんなに辛い状況にあっても、それに耐えて切り抜ける力を持っていることです。死別は人生最大のストレスなので、遺族外来に初めて来た方の多くは心身ともに疲れ果てています。しかし、外来に通い続け、自らの心の内を吐露し、問題を整理する間に、絶望的な気持ちが少しずつ和らぎ、自分が孤独でないと認識し、愛する人のいない生活に適応できるようになります。それだけではありません。この経験を通して、他人に対する思いやりの心が深くなり、思慮深くなるなど人格的な成長も認められます。愛する人を失った辛い状況から新しい世界へと歩み始めた話を聴く時は、診察している私自身が強く胸を打たれます。人間の崇高さを目の当たりにして、この人に会えてよかったと思える瞬間でもあります。

ですから、どんなに辛い人が来ても「この人もいつかはこの状態から抜け出すことができる」と確信して患者さんの話が聴けます。

また、遺族ケアは社会の問題だと実感しています。なぜなら、私たちが病院で遺族のケアをしても、家に戻った時に周囲の人が発した心ない一言で傷つき、今まで行ってきたケアが後退するような状況を何度も経験したからです。これは、言った本人にも問題がありますが、我が国でも約半数の遺族がこれを経験していることから、社会全体が遺族に対する学びを深めてこなかったことも影響しているはずです。ただ、社会や医学が発展するプロセスでは、まず命を救うことが大切ですから、仕方がなかった面もあります。しかし、社会や医学が成熟している今こそ死別に対する学びを深める時期なのかもしれません。ですから、今後は愛する人を亡くした人に対する対応はマナーとして知っておく必要があります。そのためには教育が欠かせません。愛する人の死は人生における最も辛い出来事であるという最低限の事柄だけは知っておくべきです。そして、私たち一人一人が少しずつ気をつけるようにすれば社会全体の配慮が進み、遺族は死別後の生活に適応しやすくなります。それでも遺族に対して心ない言葉を発する人はなくならないでしょう。そのような時には遺族ケアの専門家が対応すべきです。

ただ、素晴らしいケアができる人々がいることも事実です。そのようなケアは広める必要があります。遺族外来での診療で、社会の中で行われてきた素晴らしいケアについても知ることができました。ここで得たノウハウを社会に還元するのも私たちの役割と考えています。

もしかしたら「死別のことを考えるなんて縁起でもない」と考える方がいるかもしれません。確かに縁起でもないことかもしれませんが、死別は誰にでも訪れるものですから避けて通ることはできません。その時になって慌てることがないよう日ごろから死別に関する知識と経験を備えておきたいものです。

祝電

「先生に診てもらいたいご家族がいます」

大学病院小児科の先生から連絡が来ました。血液内科が専門です。

依頼があったのは須郷涼太くん（一四歳）。素直でみんなに愛される少年でした。特技は書道。大人顔負けの腕前です。小学校の六年間は元気に過ごしたのですが、卒業式を終えた後から発熱と倦怠感が続いたので病院を受診。検査を受けたところ急性リンパ性白血病と判明し急きょ入院。抗がん剤治療が始まります。当初の経過は順調でしたが、三回目の抗がん剤治療中に脳出血を発症してしまいました。懸命の治療が行われたのですが、意識は戻りません。それから半年近くが過ぎ、ご家族の苦悩を心配した担当医が私に連絡をしてきたのです。

涼太くんの様子を見るため病棟へ行きました。きれいに整頓された病室の中央にベッドがあり、涼太くんが横になっています。ベッドの横には人工呼吸器があり、それが発する機械的な音が涼太くんのただならぬ病状を伝えていました。

初回の外来。涼太くんが白血病を発症してからちょうど一年の月日がたっています。両親は沈痛な面持ちで入室しました。

お二人とも涼太くんの意識が戻らず、人工呼吸器が装着された状態で、どのような心でいればよいか迷っていました。

「それでも受け入れてゆかねばなりません」

お父さんがふり絞るように話します。

「孤独感、疎外感があります」

お母さんも辛そうでした。

命はあるが意識は戻らない。いつか来るであろう「死」にも直面しなければならない。しかし、それはいつか分からない。ご両親は将来の見えない不確実さの中にいました。このような気持ちでいるご両親に対し、精神科医としてなんと伝えてよいか迷ったのですが、

「今は不確実な状態の中にいるので、大変辛い思いをされていると思います。ただ、経過の中できっと見えてくるものがあるので、それを待ちたいと思います」

と将来の展望と外来を続けることだけを約束しました。

一か月後の外来。

大きな動きがありました。ご両親は涼太くんを大学病院から地元に連れ帰る決心をしたのです。慣れ親しんだ地元で一緒に過ごしたいとの親心からの決断でした。

ただ、「今後の心の持ちようが問題です」と、意識の戻らない涼太くんとどのように向き合えばよいのか悩んでいました。

夏。

外来にいらしたお母さんが辛そうです。

「今、生きているのに思い出をたどらないといけないのが辛いです」

意識回復の見込みがなく、この瞬間に対話できないことに悩み、

「『どんな子だったの』と聞かれるのが辛いです」

家族の辛さには心を寄せず、自分の関心事だけを質問してくる心ない言葉かけにも悩んでいました。

秋。

涼太くんが脳出血を発症し、意識をなくしてから間もなく一年です。

夫婦で診察室に入ってきました。二人ともやや不安そうです。

「このひと月はいかがでしたか」

二人に向かって話すと、お父さんが話し始めます。

「九月になって肺炎を繰り返しました。いわゆる『急変』（生命に危険が出るほど症状が急に悪化すること）を経験しました。友人にも会わせました」

生と死の境をさまよいましたが、涼太くんは持ち前のがんばりで危機を乗り越えたようです。ただ、予断を許さない状況が続いていました。涼太くんと医療チームのがんばりに期待するしかありません。

何度も危機を乗り越えてきた涼太くんでしたが、この日の外来から数日後に息を引き取ります。享年一五。

翌月の外来。今日からは遺族としての外来です。ご両親が外来にいらっしゃいました。

お二人とも辛そうです。

お父さんが話し始めます。

「急変を繰り返す中で心の準備ができてきた。遺された者のためにがんばってくれたと思います。涼太とスタッフさんに支えられました」

お母さんも、

「この先も生きてゆきます。恨んだり、理不尽さを抱えるのは辛い。この一年はそのためにあったと思います」

出てきたのは、一生懸命生きてくれた涼太くん、および闘病を支えた医療スタッフへの感謝の思いでした。

また、お父さんは「やることはやったので悔いはない」と後悔はないと話していましたが、お母さんは「心にぽっかりと穴が開いた。空洞を埋める必要がある」と喪失感が大きいようでした。

次の遺族外来は年末でした。周囲はお正月の準備で忙しそうです。

「一二月二〇日が誕生日だったんです。友人や知り合いが来てくれました。忘れないでいてくれるのが嬉しかったです」と涼太くんのことを忘れずにいてくれる友人たちの存在に感謝していました。

このころ、同級生のお母さんたちから、涼太くんの書で好きな言葉が書いてあるものを提供してほしいとの依頼があり、『前進』と書いたものを渡しています。

年明けの外来。

「年末年始は辛かった。誕生日、クリスマス、正月と続きますからね」

多くの人はお祝いムードの年末年始。子どもさんを失ったばかりのご両親には辛すぎる季節です。お二人ともじっと耐え忍んでいました。

二月。外は寒い日が続いています。

「一月に仏壇が来ました。お坊さんから『子どもさんとはつながっています』と言われ、身近に感じることができました。病院よりも身近に感じます。姿はないのですが、近くにいるように思います」

春になりました。白血病の発症から二年。

「発病の時が近くなってきました。『あのころはこうだったな』と当時の状況を思い出したりします」

また、周囲は進学などでにぎやかですが、子どもを失った遺族には進学がありません。辛さが増す時期です。

お母さん。「入院の月なので、思い出してしまいます。涼太のことばかり思い出すんです」

四月は入院、初回治療と続いた月なので、当時を思い起こして気分が沈んでしまうなどの症状が生じる〝記念日反応〟が出てしまうのは仕方のないことです。

「夢を見ました。楽しいところに涼太と二人でいました。『天国みたいだね』と言うので、『一緒にいたいね』と言うと去って行ってしまったんです。自由に飛び回っている感覚でした」

涼太くんを想うお母さんの優しい気持ちと、それがかなえられない悲しさがにじみ出るような夢でした。

夏。

お母さん。「病院に行ったら『涼ちゃんのことは忘れない』と看護師さんが言ってくれたんです。悲しいですけど、足跡を残してくれているんです」

思い切って病院に行ったようですが、そこで看護師さんに声をかけてもらったこと、涼太くんの遺したものが当時の人々の心の中に遺っていることを知り嬉しそうでした。

また、このころより「失ったものばかりに目が行ってしまい、大切なものに気がついていなかった。人生を全うしなければと考えるようになりました」と人生を深く見つめるようになっています。

涼太くんが亡くなって一年が経過しました。

「一周忌は多くの人が来てくれました。同級生のお母さんが、涼太が『前進』と習字で書いた額を持ってきてくれたんです」

悲しさの中にも周囲から支えられている実感を持てるようでした。気持ちも落ち着いたので、外来の間隔も少し伸ばします。

年が明けて、春になりました。

涼太くん、生きていれば中学校卒業です。

同級生は卒業ですが、涼太くんは亡くなっている。卒業式は子どもを亡くした親にとって最も辛い時期です。
どんな気持ちかと思い、
「いかがでしたか？」と尋ねたところ、お父さんが
「子どもが通っていた中学校に祝電を打ちました」
と答えたのです。
驚きました。一番辛い時期なのに。
祝電の文章を見せてもらいました。
『南足柄市立足柄台中学校平成二七年度卒業生の皆様
台中のみんな、ご卒業おめでとう。
僕は一度も台中に通えなかったけど、気持ちはいつもみんなと一緒でした。
三年間みんな本当によくがんばったね。
これからもそれぞれの人生で楽しいこと、嬉しいことが沢山待っていると思います。
苦しいこと、悲しいことも起こると思うけど、そんな時も僕はいつも一緒だよ。
「前進」の言葉を思い出して、これからもがんばってください。
須郷涼太（父・母）』
お父さんが続けます。

「これはしようと決めていたことなんです」

そして、鞄の中から大切そうに取り出したものがありました。それは『前進』と書かれた額縁。書を書いたのは亡くなった涼太くんでした。

「涼太が亡くなった後、お母さんたちが涼太の書を額に入れてみんなに配ってくれたのです」

入院中に書いたものですが、病気療養中とは思えないほど力強い書です。

「時を早めるのが『人の心』でした。いろんな人が寄り添ってくれたおかげなのです。涼太ががんばってくれたこと。同級生、その親御さん、医療スタッフが助けてくれました」

涼太くんのご両親は、最愛の息子さんが白血病になり、その治療中に脳出血になって一年間意識がないまま亡くなるという非常に辛い経過をしたにもかかわらず、同級生の卒業式に祝電を送っています。簡単にできることではありません。

どうしてこの行為が可能となったのか。

まず、涼太くんのことがあげられます。

病気になる前の涼太くんは周囲とよい関係をつくっていました。病気になっても希望を失わずに治療を受け、一生懸命生きた。意識を失っても、何度も生命の危機を乗り越え力強く生きた。その姿にご両親のみならず、同級生、そして彼らの父兄たちも感銘を受けた。

ご両親が『前進』の文字を選んだのも、そのことが根底にあったからでしょう。

涼太くんの周囲の人たちの優しさも大きな要因です。

亡くなった後でも誕生日に訪ねてきた友人たち、「前進」の額を作った同級生のお母さんたちは辛い思いをしている両親に最高の援助をしています。

医療スタッフも大切な働きをしました。

涼太くんの生前、医療スタッフは持てる知識、技術のすべてを涼太くんに注ぎ込んでいます。涼太くんが亡き後も援助がありました。病院訪問時に覚えていてくれた看護師さん。いつも涼太くんのこと、ご両親のことを気にかけていたのです。

そして、最後に、ご両親は大きな悲しみの中にあってもみんなの思いを受け止める力がありました。これはご両親自身の力と涼太くんの生きる力が合わさったものでしょう。

涼太くんは、人間という存在はたとえどのような状況にあってもやるべきことがあると全存在をかけて教えてくれました。

「前進」は遺された私たちに対するメッセージなのです。

卒業式の時、ご両親は涼太くんに向かって、

『一緒に卒業できたよ』

と語りかけたそうです。

コロナ下、母の死を経験する

コロナ下で愛する人との死別を経験した人も多いと思います。面会できない中での死別で辛い思いをしている方もいらっしゃるでしょう。

私もコロナ下で母の死を経験したので、そのことについてお話ししたいと思います。

私の母は専業主婦で、会社員であった父や学生だった私が生活をしやすいように家の中を整えてくれる優しい人でした。私の自宅と両親の家は電車を乗り継いで一時間程度で来れましたので、孫の面倒を見るために自宅まで頻繁に来てくれていたのですが、父が急に亡くなってからは、買い物以外ほとんど家から出なくなってしまいました。

忍び寄る認知症

家から出なくなってしまった母でしたが、家事はこなしていました。また、「みんなに迷惑をかけたくない」が口癖でしたので、一人で生活するという母の希望を尊重し、一人暮らしを続けてもらうことにして、家族の誰かが母の様子を見に実家に通っていました。私が実家に行く時は、最寄りの駅で果物やお菓子を買って行くと玄関で迎えてくれて、その後は手の込んだ食事を作るなど、逆にもてなしを受けていたぐらいです。帰る時は、私が見えなくなるまで玄関に立って見送ってくれました。時間がある時には、家族を連れて実家に行き、好物である中華料理を食べに外に連れ出していました。

そのような何事もない平凡な日常が続いていた時です。

私が実家を訪ねると、洗濯機の上にきちんとたたまれたタオルが山積みになっていました。その下には、電気ストーブが置かれています。スイッチは入っていなかったのですが、もしもタオルが落ちたら火事になって危ないなと思ったので、

「お母さん、タオルが落ちると火事になってしまうから、ここにタオルを置くのは危ないよ」

と、さりげなく注意したところ、

「私がミスするはず無いでしょ」

珍しく強い口調で言い返してきました。

(まずい……)

今でもこの瞬間の言葉は忘れられません。なぜなら、この言葉は私が認知症の患者さん

を診る時によく聞く言葉なのです。

この時の母は八五歳。認知症になっても不思議ではない年齢です。

ハッと思って部屋を見渡してみました。そうすると、全ての部屋の中で物が増えていました。整理整頓された部屋がいつの間にか乱れていました。

「認知症かもしれない」と思い、やや落胆して家を後にしたのを覚えています。実家を後にする時、母はいつも通り私が見えなくなるまで玄関で見送ってくれました。

捨てられなくなる

認知症かもしれないと分かってからは、母の様子を見るため実家に通う頻度を増やすことにしました。

「お母さん、今日ご飯を食べに行くからね」

と電話をし、自分がご飯を食べに行くという理由で実家へ向かいます。母は果物やお菓子が好きな人でしたので、毎回ケーキなどを持参しました。

実家に行くと、母はいつも通り優しく迎えてくれます。ただ、部屋は徐々に物が多くなっていました。特にスーパーマーケットでもらってくる袋やお菓子の空き缶が目立つようになっていました。スーパーの袋はそのままにしておくと滑って転んでしまいかねません。

転倒は骨折につながるおそれがあるので、

「お母さん、スーパーの袋は捨てとくね」

と伝えると、

「使うから、取っておいて」

と、聞き入れてくれません。

お菓子の空き缶も多くなってきたので、

「空き缶、私が捨てとくよ」

と提案しても、

「使うから、捨てないで」

と、やはり受け入れてくれません。というか、自分が認知症になりかかっているという意識が母には全くないのです。おせっかいな息子だと思っていたのでしょう。

さすがに危なくなったので、実家に戻った時は、母が料理を作っている間に、持参したごみ袋にいらないビニール袋などを詰めて持って帰るようにしていました。

そのような状態が一、二年続いたと記憶しています。

オレオレ詐欺

札幌で学会があった時のことです。家族から母がオレオレ詐欺に引っかかったとの電話がありました。

話を聞くと、数日前「ヒデキ」より、

「川崎で会社の金を落としてしまった。二〇〇万円用意してほしい」

との連絡があったようです。ちなみに私は川崎で勤務したことはありません。最もシンプルなオレオレ詐欺です。しかし、認知症の症状が出ている母にはそのことが認識できなかったようです。

この頃、母は腰が痛いので外に出られないとこぼしていたのですが、「ヒデキ」の求めに応じ、お金をおろすべくタクシーに乗って銀行に向かいます。

ATMで一回五〇万円ずつ三回引き落としたのですが、四回目が上手くできなかったようです。すでにオレオレ詐欺が世間を賑わせていました。銀行の人もATMの前に長時間いる老女を不審に思ったのでしょう。母親のもとに行き、「オレオレ詐欺ではありませんか?」と尋ねたのですが、認知症の症状が出ていても「ヒデキ」のために一生懸命になっている母は「葬儀のお金が必要なんです」と巧みに銀行の人の言葉をさえぎってしまいました。そして、二〇〇万円を大切に抱えて自宅に戻ります。

その後、「ヒデキ」から電話があり、「レターパックでお金を送ってほしい」と頼んできたようですが、真面目な母は「レターパックでお金を送ってはいけないでしょ！」と「ヒデキ」を叱ります。「じゃあ、宅配便で送って」と頼まれたのですが、宅配便の送る場所を探している間にたまたま家族が家に来たので騙されていることが分かったのです。

学会の参加を途中で中断し、新千歳空港から飛行機に飛び乗り実家に戻りました。警察に連絡を入れ事情聴取を受けたのですが、実家周辺の家にも詐欺電話があり、すでに振り込んでしまった人もいたようです。

週末だったので、家で待機して電話を待ち、詐欺犯が家に来た時は捕まえてやろうかと思ったのですが、警察の人からは「週末は家族がいるから、電話はかかってこないんですよ。ただ、週明けになると電話がかかってくることがあります」との説明がありました。家族がいない、平日を狙ってくるようです。

月曜日に電話がかかってくることが予想されたので、「ヒデキ」から再三の要求があった時に備え、母親に断りの返事ができるよう、みんなで練習しました。

案の定、月曜日には「ヒデキ」から電話がかかってきてお金を送ったか確認してきたのですが、母は「あなた本当のヒデキじゃないでしょ」とオレオレ詐欺犯を問い詰めます。「何言ってるの？」と返答する「ヒデキ」にもう一度同じ言葉をかけたところ、電話はぷつんと切れたそうです。

この頃は私も忙しくて、母親の家に行く頻度が減り、電話もかけないでいた時です。そのような隙間に入り込んできたオレオレ詐欺でした。

リフォーム詐欺

オレオレ詐欺をすんでのところで回避しほっとしていた時のことです。いつものようにお菓子を持って実家に行きました。母と何気ない会話を交わしていたのですが、

「こないだ、家の修理だと言って人が入ってきたの」

「え？」

「『家の点検をします』って言う人が来て、玄関を開けたら部屋の中に入って一時間ぐらい家の中を見て、『点検したから五〇万円です』って言うのよ。『そんなに持ってない』って言ったら、『いくらある？』って聞かれたから『五万円』って言ったら『じゃあ、それでよい』って言ったから払ったのよ」

ニュースでリフォーム詐欺の話を聞いたことはありましたが、まさか、自分の家に来るとは……。

「なんていう会社？」

「分からない」

「領収書はあるの？」

「ないわよ。でも、良い人だったわよ」

自分が詐欺にあったことすら認識していない状態です。

オレオレ詐欺とリフォーム詐欺が続けて起きてしまいましたが母にはその認識がありません。また、詐欺にあってしまうでしょう。知らない人を簡単に入れてしまう様では、犯罪につながりかねません。母の希望は自宅に住むことでしたが、私も遠く離れた埼玉にいるので面倒を見ることができません。急遽、老人ホームに入ってもらうことにしました。

老人ホーム入所

偶然にも私の自宅から車で一〇分ぐらいのところにホームが見つかり、母を連れて行ったところ、「孫が見つけてくれたホームだから入りたい」と気に入った様子なので入ってもらうことにしました。

入所当日、母を実家に迎えに行ったのですが、母が食べていた朝食はゆで卵だけでした。料理の上手な母でしたが、認知症はその能力を奪っていました。切ない瞬間でした。

幸いにもホームでの生活が合っているようで、自宅に帰りたいとの言葉を聞くことが無いのは家族にとって救いでした。得意だった料理も全くしなくなったので大丈夫かと尋ねると「もうやり切ったからいいの」と気にも留めていませんでした。

入所後はホーム内のレクリエーションや絵手紙教室に参加したりと生活を楽しんでいたようです。筆まめな人だったので、ホームの様子をハガキに書いては私に送ってくれました。「孫が選んでくれた良いホームに入れてよかった」と何度も話していました。これもホームの方々が一生懸命介護してくれたおかげだと思っています。

息子としても、何とか援助しなければなりません。母は、お寿司が好きだったので、お寿司屋さんで折り詰めを作ってもらったりしました。お寿司屋さんが優しい人で、高齢の母親に寿司を届けるというと「折の中で硬くなるといけないから軟らかめに握っておきますね」と握り方を配慮してくれました。天気の良い休日には、自宅近くのレストランに連れてゆき一緒に食事をしました。お店の人がとても親切で、母親に対してとても優しく接してくれたので、良い時間が過ごせました。母親も「美味しいわね」と言いながら食事を楽しんでいました。

認知症は少しずつ進んでいましたが、平穏な生活が続いていました。

コロナの流行が始まる

ところが、コロナの世界的な流行が始まり、今までの平穏な生活は一変してしまいました。今まで当たり前のように行っていた面会や外出ができなくなってしまいました。残念ですが、感染対策のためには仕方のないことです。電話で話をしたのですが、この頃になると聴力がかなり衰えていたので通じないことも多くありました。ただ、母から不満が出ることはなく、ホームでの様子をハガキに書いて送ってくる生活を続けていました。認知症は少しずつ進行していたようで、ハガキの文字は乱れていることが多くなっていました。

貧血とむせこみ

面会できず、認知症もかなり進んだ状態の時、定期健康診断で貧血の指摘を受けます。輸血が必要な状態になったので、入院することになりました。この時は何とか乗り切り、退院となっています。認知症高齢者の入院を快く引き受けてくれた病院には、深く感謝しています。

また、春ごろからですが、面会をすると何度もむせこんでいました。呑み込みがうまくできない時に生じる現象です。食事や痰が詰まった時は自分で上手く出せずに窒息する可能性もあるなと思っていました。年齢のこともあり、仕方のないことですが、徐々に人生の終わりが近づいているなと感じていました。

ひ孫に会う

母にはひ孫がいたのですがコロナのため会うことができないでいました。一度は会わせたいと思っていたので、二〇二二年、一時的に感染が少なくなり、ホームでの面会が可能になった時にひ孫の面会をお願いしました。短時間ですが、面会を許可してくれたホームの方々には感謝しかありません。この頃になると認知症も進み、私のことも誰だか分かりにくくなっていたようですが、ひ孫に会った時は満面の笑みだったことを記憶しています。ひ孫との面会はこれが最初で最後でした。思い切ってやってみてよかったと思っています。

認知症の進行

このような状況の中、認知症は進んでゆきました。二〇二二年の夏、私が面会に行ったのですが、母は嬉しそうではありませんでした。様子を見ていると、私が息子だと分からないようで、知らない人に無理やり会わされてつまらなそうにしているようでした。どうしたものかと考えていたのですが、持っていたひ孫の写真を見せると満面の笑顔になり、

「可愛いわねー」

何度も繰り返していました。

認知症がかなり進んでも、ひ孫が可愛いという気持ちが残っていて安心して別れたのを覚えています。

再び貧血になる

秋になり、再び貧血が判明しました。私は血液の専門家ではないのですが、血液を造る機能に異常が生じていることは間違いありません。病院での診察を受けたところ、内臓には異常が認められないことから輸血をして様子を見ましょうということになり、入院となりました。

この頃、コロナが再び猛威を振るっていました。どこの病院でも院内感染が起きていた時です。ただ、母は不思議と感染せずに入院生活を送ることができました。輸血も行って貧血も改善したので退院の日程調整をします。

退院日は一一月二六日と決まりました。当日は私が以前から決まっていた講演会があるため対応できなかったので、次男に連れて帰るのをお願いすることになりました。

退院当日、次男から電話があります。

「どうしたの?」

「おばあちゃんが、コロナの濃厚接触者になったみたいで退院延期になったよ。何日か遅れるみたい。会えなかったよ」

「それは仕方ないね」

退院当日に濃厚接触者になってしまったようです。こればかりは仕方ありません。

電話を終え、講演会場に入ります。当日の講演内容は「遺族のケア」です。遺族ケアの専門家として講演をして、会場の皆様の質問に答えて有意義な時間を過ごしました。

無事に講演を終えたので、大学に戻ってたまっている仕事をしようと池袋駅に行ったところ、電話の履歴があります。確認すると母が入院している病院からでした。退院延期の説明かなと思って電話をして病棟につないでもらうと「お母様が心停止して、蘇生中です」との連絡。担当医の先生からは蘇生による回復の見込みがないとの報告を受けたので蘇生を中止してもらい、病院に向かいました。

一五時に病院到着。次男がすでに到着していました。退院延期になって帰る途中で連絡があり、引き返したようです。お昼ごはん中に呼吸停止が起きたようでした。年齢のこともあり、かつ以前からむせこんでもいたので致し方のないことです。

私の到着を待って、死亡確認をしてもらいました。

九六歳と一一か月。周囲の人の幸せのために尽くした人生が終わりました。

幸せそうな死に顔でした。

コロナ下での死別体験

コロナ下、母親と会う機会が極端に減っていた中で死別を経験しました。

今、死別後六か月が経過したところです。二〇年前に父親が京都で急死した時は、死別後に雑踏で父に似た人がいると「あ、お父さん」と感じることが半年程度続いたのですが(p78)、今回は全くありません。両親が夢に出てくることもありません。

認知症になり、オレオレ詐欺やリフォーム詐欺にあうなど大変な時期もありましたが、良い親のもとで育ててもらって良かったなという気持ちの方が多いように感じます。また、人生最後の数年はほとんど会う機会がない状態でしたが、数回会えた良い思い出の方が心に残っています。

こういう気持ちでいられたのは、母親自身の人柄と周囲の方々の並々ならぬ努力あってのことだと思っています。コロナ下で会う機会がほぼない中、施設の方々は感染予防に気をつけながら、ケアを続けてくれました。家族同様の扱いを受けていたのでしょう。そのおかげで、家族の面会が無くても施設内で平穏な人生を送れたのです。また、感染が収まった時を見計らって、面会を許可してくれました。面会許可は感染のおそれと隣り合わせですから、施設にとってはリスクの高いことだったかもしれません。しかし、ひ孫に会わせられたことは、私の幸せな記憶となりました。会わせることができなければ、ずっと後悔し続けていたかもしれません。施設の配慮には本当に感謝しています。最後の面会は私のことを思い出せないようでしたが、ひ孫の写真を見て「可愛いわね」と大喜びだったことの方が、私には嬉しかったのです。

貧血から来る心不全で入院した時の担当医の先生、看護師さんたちの医療とケアにも感謝しかありません。難しい薬剤調整や質の高いケアは、遺族としての私の心に良い思い出になりました。そのような環境で死を迎えることができたのは、幸せだったとも言えます。

遺族外来での学びも大きかったと思います。ご遺族は苦しみの中から、生きることの大切さを学びます。それを目の前で繰り返し見てきました。また、愛する人との死別の辛さもありながら、人生を共有できた喜びを感じることができる人を見てきたのも私にとって良い方向に働いたかなと思っています。

一つ、後悔があります。母は筆まめな人で、手紙をよく書いてくれたのですが、それに対する返事は必ずしも多いとは言えません。私からの返事が毎回来ていたらどれだけ嬉しかったか。私の不徳のいたすところです。

もし、やり直せるなら、もう一度手紙を書いてみたいです。

おわりに

編集者の山崎美奈子さんから「遺族外来の本を書いてみませんか」との提案で執筆を始めたのですが、すべての原稿を書き終えるまで四年以上の月日がたってしまいました。

これには理由があります。遺族が死別という辛い体験から成長する過程で、心的外傷後成長に気がつくのに時間がかかったためです。言葉で知っていることと体験するのは違いました。ただ、それを体験してから、執筆はもちろんのこと、診察もスムーズにできるようになりました。人はどんな状況に置かれても成長が可能だと実感できたことは、私の人生にとって大きな収穫でした。この本を通じ、私が実感したことを皆様にも感じていただければこれ以上の幸せはございません。

この本を書くのは、私自身の力だけではできませんでした。遺族外来の設置を快く受けてくださった、埼玉医科大学名誉理事長丸木清浩先生、理事長丸木清之先生、別所正美学長、小山勇国際医療センター病院長、佐伯俊昭同包括的がんセンター長、丸木記念福祉メディカルセンターセンター長丸木多恵子先生、院長棚橋紀夫先生には心より御礼申し上げます。また、精神腫瘍科、緩和医療科、緩和ケアチーム、地域医療科の皆様、森が丘医院佐藤裕子院長先生、佐藤博信先生、能見台こどもクリニック小林拓也院長先生には大変お世話になりました。そして、二人の子どもさんの子育てをしながら、私の原稿を根気強く待っていただき、原稿ができた時には温かいお言葉をくださった編集者の山崎美奈子さん、本当にお世話になりました。本書は皆様の心温かい支援の賜物です。

平成二九年一月一三日

大西秀樹

おわりに――増補版に寄せて

コロナウイルス感染症の世界的流行という大きな出来事が起こりました。

しかし、世の中は再び歩みを始めています。ワクチンは感染拡大を防ぎ、医療体制も整いました。困難な出来事が起きても人間にはそこから再び歩みだす力があることを社会レベルで示したのです。

個人レベルはどうでしょうか。

誰もが以前と同じ生活ができなくなりました。コロナ流行中に死別を経験した人は、愛する人との別れも十分にできなかったことと思います。

愛する人との死別ほど辛いことはありません。ただ来院した遺族と対話を重ねていると、人は悲しみを抱えながらも愛する人のいない生活に適応し、新しい歩みを踏みだします。これは個人レベルで辛いことが起きても、新しい世界に適応可能なことを示しています。

日常生活で辛い出来事に遭遇することは稀ではありません。本書を読んで、私たちには困難な状況を改善できる力が備わっていると感じていただければ幸いです。

令和五年七月一日

大西秀樹

＊本書は、『遺族外来——大切な人を失っても』(2017年6月刊) に「コロナ下、母の死を経験する」を加えた増補版です。

■著者紹介
大西 秀樹 (おおにし　ひでき)

1986年、横浜市立大学医学部卒業。

横浜市立大学医学部精神科講師、神奈川県立がんセンター精神科部長を経て、現在、埼玉医科大学国際医療センター精神腫瘍科教授。

がん患者と家族の精神的なケアを専門とする、精神腫瘍医。家族ケアの一環として始めた、遺族の悲しみに耳を傾ける全国初の「遺族外来」が、大きな反響を呼ぶ。著書として『がん患者の心を救う——精神腫瘍医の現場から』(河出書房新社) 他多数。

遺族外来——大切な人を失っても

2017年 6 月 30 日　初版発行
2023年 9 月 20 日　増補版初版印刷
2023年 9 月 30 日　増補版初版発行

著　者　大西秀樹
発行者　小野寺優
発行所　株式会社河出書房新社

〒151-0051　東京都渋谷区千駄ヶ谷 2-32-2
電話　03-3404-1201 (営業)　03-3404-8611 (編集)
https://www.kawade.co.jp/

装幀　石山ナオキ
組版　KAWADE DTP WORKS
印刷　三松堂株式会社
製本　小泉製本株式会社

Printed in Japan
ISBN978-4-309-03134-7